自閉症
回復への道しるべ

ニュートリジェノミックスによる自閉症回復へのガイドブック

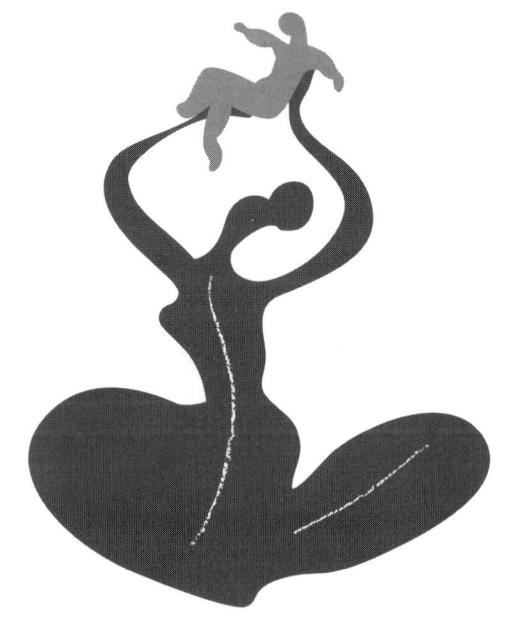

エィミー・ヤスコ 著　北原　健 監訳

Autism: Pathways to Recovery

Copyright © 2004, 2007, 2009 Neurological Research Institute, LLC
(神経学研究所)

和訳著作権：日本オーソモレキュラー医学会、ブレイン・ホリスティックコンサルタンツ

　上記の版権所有の権利を制限せずに、この出版物のいかなる部分を、いかなる形式やいかなる手段（電子的、機械的、コピー、記録、その他）によっても再生すること、情報検索システムに保存・導入すること、あるいは送信することは、版権所有者および上記のこの本の出版者の全てから書面による事前の許可を得ずに行うことはできません。
　出版者の許可なく、インターネット、あるいは他の手段を通じてこの本のスキャン、アップロード、および販売を行うことは、不法であり、法律で罰せられることがあります。認可された電子版のみ購入して下さい、そして著作権で保護されるべき電子マテリアルの侵害に関与、あるいは奨励を行わないでください。著作権に対するあなたのご支援に感謝いたします。

(注) 本著書は米国Neurological Research In Lilleとの合意の元、日本の読者に読み易くする為に、エィミー・ヤスコ先生の了承の元に、日本オーソモレキュラー医学会が簡素化している事をご了承下さい。

はじめに

　自閉症の子どものための私のプログラムは、最初は母親として、次いで科学者として、頭と心の両方から取り組んでいきます。

　私はひとりの親として、自分の子供が健康では無いと分かった時、どんなに辛く、またどんなに一日一日を乗り切るのが難しいか、を理解できます。そのような子供達が心配です。私は、一人一人の子供に回復する最良の機会が与えられることが大事だと考えています。両親が、何が起こり何故起こったのかを理解し、それにどう対処するのかが分かることが大事だと思います。私の心は各々の親御さんに注がれます。すべての子供たちが私にとって大切です。したがって、多くの子供たちが良い方向に向かうよう影響を与えてきたプログラムを介して、私の知識を分かち合いたいと考えています。

　この本の基本的な考え方は、専門家でない一般の人の言葉を用いてプログラムについて説明することであり、誰でも症状の背景にある「原因」を理解できるようにすることです。科学を理解できれば、あなたのお子さんに合った特定の治療法を選択して、それぞれ回復への道を歩ませることが可能となるでしょう。

　私が個人的な診療でこの方法を取り始めてから、ほぼ10年になります。その時以来、一対一の対応から、これらの資料を用いてもっと多くの人達に手を差し伸べる方法に変えてきました。

　今までに、世界の至る所でほぼ一万組の家族に働きかけてきました。プログラムは実際に効果があります。しかし、時間と忍耐が必要です。これは一種のマラソンです。短距離走ではありません。

　したがって、深く息を吸い、蛍光ペンを取りだし、この本とワークブックを読み進み、私がステップ毎に皆さんのそばにいて、皆さんの子供達の回復を手助けしていることを知っていてください。

著者　エィミー・ヤスコ

序にかえて

　多くの子ども達を苦しめている自閉症は現代生活の複雑さの中で急増しています。それは、単一の原因による疾患ではなく、ストレス、毒素、アレルギー、ウイルス、遺伝的な感受性など多因子疾患であると考えられています。理論的なアプローチをせずに、闇雲にあれこれと治療を試みることは、迷宮の中に入り込んでしまうようなものです。

　Dr. エィミー・ヤスコの「Autism: Pathways to Recovery」は、彼女の長年にわたる生化学、分子生物学、バイオテクノロジーの広範囲に及ぶ研究の成果から得られた結論をもとに辿りついた、自閉症の治療プログラムが判りやすく記されています。その中核となるのは、自閉症は慢性の神経系の炎症のひとつの形であると認識することでしょう。すなわち治療の理論的根拠が、はっきりと見えてきたのです。Dr. ヤスコの治療プログラム（プロトコール）に従って、回復への経路を誰もが辿ることができるようになったのは、今世紀の大きな臨床成果のひとつです。

　自閉症が多くの原因が関与する疾患であることから、一人ひとり治療のアプローチも異なってきます。特に遺伝的な感受性を把握することはとても重要です。近年発達したニュートリジェノミックスの自閉症への応用は遺伝子的体質の解明に役立ち、遺伝的性質の原則に従って治療する個別化医療への道を拓いています。

　本書に紹介されたプロトコールを一読することにより、自閉症の治療に対する希望の光が見えてくると確信しています。多くの医師や自閉症の子どもと暮らす家族の方に本書を奨める所以です。

阿部　博幸
一般社団法人国際個別化医療学会理事長
日本オーソモレキュラー医学会名誉会長

「自閉症は改善する！」

　6年前、15時間もかけて、米国の自然豊かな地域に住んでおられるヤスコ先生のご自宅まで伺ったことがある。彼女は私に会うなり開口一番こうおっしゃったことを決して忘れることが出来ない。
　「多くの自閉症は改善します！」
　我が国と違い、米国では自閉症は改善する可能性が十分あるという情報が広がっている。自閉症は単一の方法では治らない。なぜなら病態が極めて複雑で、多数の因子が絡まって発病しているからであり、科学的根拠に基づいて、もつれた糸を忍耐強く解きほぐしていくしかない。こうなれば、多方面に最新の知識を持ち、臨床経験に優れたヤスコ先生の独壇場である。彼女は自閉症治療に関する米国のリーダーである。
　ヤスコ先生はこの度新著を出され、幸い翻訳することが出来た。自閉症治療に挑戦するために、ぜひ本書を活用して欲しい。
　私も、ヤスコ先生同様、自閉症は改善すると確信している。

水上　治
日本オーソモレキュラー医学会理事長

CONTENTS

はじめに	著者 エィミー・ヤスコ	III
序にかえて	阿部 博幸	IV
「自閉症は改善する！」	水上 治	V

I. 自閉症への新たな対処法 ……… 1

第1章　自閉症、回復への道しるべ ……… 2

本書の目的

自閉症と共に暮らすこと ……… 3
　回復は可能です…4／私の治療法の進め方…4／医師と手を携えること…7

ガイドとして本書を使用する ……… 7
　新しい科学と知識の共有

現代生活の複雑さ ……… 8

現代病の複雑さ ……… 10
　特効薬の神話／単一の原因および治療を越えて

自閉症のパズル ……… 13
　多角的な要因…14／個々の患者に適した治療法…14／パズルのピースを理解する…15

約束 ……… 18

第2章　ニュートリジェノミックスとメチル化サイクル ……… 19

神経系炎症 ……… 21

ニュートリジェノミックスという新しい科学 ……… 23
　遺伝子検査…24／何故メチル化の機能が必要なのでしょうか？…25／どの遺伝子を検査すべきでしょうか？…26

自閉症は多因子性疾患 ……… 27

メチル化はメッセージです ……… 28
　DNAの修復と構築…28／免疫機能…30／消化器系の疾患…31／DNAのサイレンシング…31／神経伝達物質のバランス…32／金属の解毒…34／メチル化と解毒…37／炎症…38／膜流動性…41／エネルギーの生成…42／蛋白質の活性…43／ミエリン化…43

健康状態におけるメチル化の役割 ……… 44
　癌／妊娠時のリスク／老化／感染、バクテリアとウイルス

目次

メチル化：後天的か先天的か ……………………………………… 46
SNP——遺伝子の変形——の紹介 ……………………………… 47
　何故遺伝子検査をするのでしょうか？／遺伝子のアルファベット／スニップとメチレーション経路／基本のSNP（遺伝子の変形＝一塩基変異多型）

第3章　安全な解毒の促進　　　　　　　　　　　　　55

遺伝的要因 ………………………………………………………… 55
環境要因 …………………………………………………………… 56
　目に見えない負担…56／重要な環境毒素…57／有害金属および神経系炎症…59
メチル化の解毒における役割 …………………………………… 60
　病原菌／抗生物質：使用と病気の因果関係／連鎖球菌と腸細菌／予防接種が誘発するウイルス負荷／ヘルペス・ウイルス／他の慢性ウイルス感染／微生物と金属
メタル／微生物保持の根源 ……………………………………… 66
　メチル化は、免疫系のT細胞の産生に寄与します／メチル化はウイルス増殖を制御します／メチル化は、メタロチオネン（MT）の管理を助けます
解毒の追跡 ………………………………………………………… 70
　金属除去のパターン
結論 ………………………………………………………………… 71

II. 自閉症回復への実践法　　　　　　　　　　　　73

3つのステップからなるプログラム ……………………………… 74
　ステップ1＿食事の改善、サプリメントの摂取／ステップ2＿解毒／ステップ3＿神経の再生と修復
ベースライン検査 ………………………………………………… 75
この総プログラムを実践するための基礎 ……………………… 76
　基本的なサプリメントのサポート…77／何故これほど多くのサプリメントを使用するのでしょう…78／食事療法と食品の反応…79

第4章　ステップ1　食事の改善、サプリメントの摂取　80

問題の多い食品材料 ……………………………………………… 80
興奮毒素の制御 …………………………………………………… 83
　神経伝達物質：GABAとグルタミン酸のバランス
グルタミン酸塩：GABAのバランス調整の必要性を示すラボ検査と他の指標 86
　グルタミン酸塩はどの様に神経細胞に害を与えるか？
カルシウムレベルの調整 ………………………………………… 88

バランスを保つための他の必須ミネラル …………………………………… 89
グルタミン酸塩 ……………………………………………………………………… 89
グルタミン酸塩過多およびGABAの枯渇の症状 ………………………………… 91
毒性食品の成分 …………………………………………………………………… 94
  避けるべき食物…97 ／ 興奮毒素を含む食品成分…97 ／ 一般的な興奮毒素または他の有毒物質を含む食品…98
結論 ………………………………………………………………………………… 99

第5章　肝臓、腎臓、膵臓、胃と腸をサポートする … 100

肝臓 ………………………………………………………………………………… 101
  肝臓のサポート／肝臓へのサポートの必要性を示すラボ検査結果
腎臓 ………………………………………………………………………………… 103
  腎臓サポート／腎臓サポートの必要性を示すラボ検査
膵臓 ………………………………………………………………………………… 104
  膵臓のサポート／膵臓サポートの必要性を示すラボの検査結果と他の指標
腸管 ………………………………………………………………………………… 105
  腸の問題を改善する／過剰な酸／腸の健康に欠かせない要素［抗菌薬の処方／胃腸消化器官全般のサポート／腸管の健康へのサポート／便秘に効果のあるサプリメント／微生物ハーブミックス／悪性細菌を示すラボの検査結果内容とマーカー／酵母菌のアンバランスを示すラボ検査結果／寄生虫を処理するサポート／寄生虫の存在を示すラボ検査結果／ヘリコバクターに対処するためのサポート／望ましくないヘリコバクター量を確認するラボテスト／炎症に対処するためのサプリメント／炎症の指標／免疫システム・胸腺・脾臓の強化剤／免疫サポートに対する必要性を表すラボ検査結果］／腸プログラムの要約

第6章　ステップ2 解毒　パート1 メチル化サイクルの最適化 ……… 114

解毒への理解 ……………………………………………………………………… 114
体内ミネラルの検証 ……………………………………………………………… 115
  UTM／UEE検査結果に基づいて推薦するサプリメント
解毒中のミネラル補助 …………………………………………………………… 117
ステップ2を始めるに際して、次の準備はできていますか？ ……………… 118
  サプリメントの追加／遺伝子の変異の迂回
ダイナミック・サイクル ………………………………………………………… 120
検査結果への理解 ………………………………………………………………… 121
  ニュートリジェノミックス検査の読み方
ステップ2は何処から始めるべきでしょうか？ ……………………………… 123

目次

遺伝子の変異の概要／最優先すべき遺伝子の変異／CBS遺伝子の変異に取り組むこと

CBSのバランスを保つこと ……………………………………………………… 130

CBSのプロトコル（治療方法） ………………………………………………… 131
　BH4三本脚のスツール

CBS上方制御の徴候 …………………………………………………………… 138
　UAA検査　―尿中アミノ酸検査―／MAP 有機酸検査／あなたがCBS上方制御UAA検査に対処したことを示すマーカー／CBSのためのミネラルのバランス

優先順位第2位の変異 ………………………………………………………… 140
　メチル化サイクルの概要

COMT（カテコールO-メチルトランスフェラーゼ）の状態 ……………… 143

ビタミンB12への理解 ………………………………………………………… 144

その他のドーパミンへのサポート …………………………………………… 144

COMT（カテコールO-メチルトランスフェラーゼ）とメチル化の状態 …… 145

VDR／Fok ……………………………………………………………………… 145

MTR／MTRRの状態 ………………………………………………………… 146

MTRR11 ………………………………………………………………………… 149
　MTRRと電子伝達／MTR・MTRR機能を最適化する他の方法／適切な補給＝解毒／解毒のフォロー

MTHFrの状態 …………………………………………………………………… 151

MTHFr A1298C+に対する理解 ……………………………………………… 153

検査によるメチル化の状態のフォロー ……………………………………… 155

短い経路へのサポート ………………………………………………………… 157
　BHMTの状態

他の重要な遺伝子 ……………………………………………………………… 159
　MaoA（モノアミン酸化酵素A）／SUOX／NOS（一酸化窒素シンターゼ）／ACE（アンジオテンシン変換酵素）の欠失／PEMT

サイクルの全ての部分を強化する …………………………………………… 167
　腸のサポートを再検討する／ミトコンドリアのサポート／G6PDH（グルコース 6リン酸脱水素酵素）活性の減少／グルタチオンのサポート／尿素回路のサポート／アミノ酸全般のサポート／先を見て

第7章　ステップ2 解毒　パート2 メタルプログラムの導入 ………… 177

メタルプログラムを導入するには …………………………………………… 177
　金属と微生物

メタルプログラムの準備 ……………………………………………………… 179
　解毒を促進するサプリメント／RNAフォーミュラ

IX

RNAメタルⅠのプログラムの開始 ……………………………………… 183
　解毒をフォローする／メタルⅠとⅡ RNAプログラムの休息期間に
メタルⅡ RNAプログラム ……………………………………………… 186
メタルⅢ RNAプログラム ……………………………………………… 187
メタルⅣ RNAプログラム ……………………………………………… 188
解毒の管理 ………………………………………………………………… 190
　症状のサポート
ビッグなクリーニング …………………………………………………… 192
　目視による検査／金属とミネラルの排泄の動態／検査結果をグラフにして見る／他のテスト
その他の要因 ……………………………………………………………… 197
　連鎖球菌に対処する／感染と甲状腺／アルミニウムについての助言／解毒について

第8章　ステップ3　神経の再生と修復 …………………………… 200

ステップ3の開始 ………………………………………………………… 201
　神経の成長と再ミエリン化をサポートする推薦療法／気分と行動の変化

追加的療法 …………………………………………………………………… 207

結論 …………………………………………………………………………… 208

〈付録〉

細菌治療のためのフローチャート ……………………………………… 210

あとがき　矢崎　智子 …………………………………………………… 212
あとがき　木村　一相 …………………………………………………… 213
後記：日本語版発刊に際して　北原　健 ……………………………… 214
著者略歴：エィミー・ヤスコ（Amy Yasko）………………………… 216
監訳者略歴：北原　健 …………………………………………………… 217

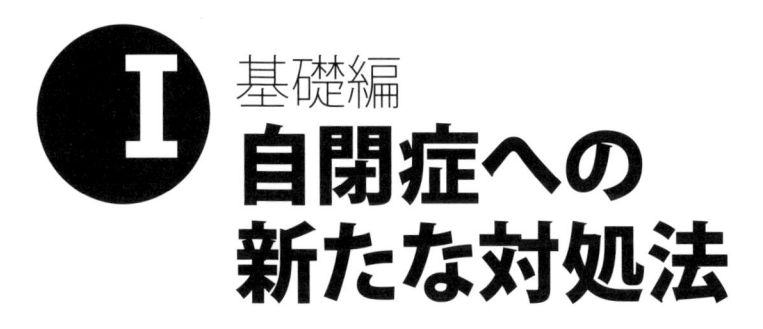

Ⅰ 基礎編
自閉症への新たな対処法

第1章 自閉症、回復への道しるべ
――増え続ける自閉症――

　自閉症は、米国と世界において大流行の域に近づきつつあります。その増加がいかに早いかを示すと、1990年代の米国の人口増加率が13％、身体障害者の増加率が16％であるのに対して、自閉症の増加率は172％にも上りました。自閉症協会によれば、10年以内に、自閉症患者の介護に関連した年間経費は2000億ドルから4000億ドルになると予測されます。今日、アメリカの出生児のうち少なくとも150人に1人は、自閉症になると考えられています。（米国の一部では、その割合は100のうち1であると推測されます。）　私たちが2020年までに大きな変化を起こさなければ、子どものうち10人に1人が自閉症になるだろうとの予想が一部では出てきています。そのため、自閉症の発症に関与する要因を理解することは非常に重要です。そして理解することで、私たちは既に自閉症に罹っている患者の回復の支援のみならず、将来の発症を防ぎ、この流行病の潮流を食い止める手助けをすることができるのです。

　一般大衆の多くは、自閉症の症状を治療することが可能であり、症状の改善と回復をもたらすことが可能であることに気付いていません。さらに、ほとんどの人々は、自閉症の原因となる多くの要因に気付いていません。本書で見出せるものは、単に理論ではなく数千という家族が今実際に利用しているプログラムです。しかし、この中で提案されていることを実行するには時間と忍耐が必要です。

　本書は、自閉症に対する取り組みと支援の両方の入門書となるでしょう。本書で示された基礎的知識と行動の手順は、このプログラムの理論的解釈を理解する上で必要な拠り所となり、このプログラムの実践方法の基本となるでしょう。

第1章　自閉症、回復への道しるべ

●本書の目的

　自閉症の子どもの親は必死に答えを求めます。しかし、すべての医師が自閉症の複雑な疾患に対する基本的な知識を持っているとは限らないので、多くの誤報が生じます。この分野で働くことを決意した勇敢な医師たちは、必要の緊急性、症状の重症度、および自分たちの診療に集まるおびただしい子どもの数に圧倒されてしまいます。多くの医師は、年長の子どもを診療する重要性に気が付きます。しかし、最も顕著な自閉症の症状への取り組みに自信を持っている医師は少数です。アメリカでも世界においても、自閉症に結びつく基礎的な要因について総合的に理解した上で、自閉症に包括的に、また緊急に取り組む必要があります。この課題に取り組むことが本書の目的です。

　治療はさまざまな困難を伴い、確たる保証は出来ませんが、希望や希望以上のものを抱けるということを申し上げたいのです。本書は、子どもたちの回復に向けて多くの人々が歩んだ道であり、自閉症を発症させる個々の要因についての理解から始まります。このプログラムの最も基本的な原理は、知識が大きな力となっていることです。自閉症の根底にある原因に関して理解が進めば進むほど、科学的原則に基づいた個別の回復への取り組みも容易になり、なぜ真の希望を抱く事ができるのかを理解しやすくなるでしょう。

自閉症と共に暮らすこと

　自閉症の子どもを世話し、子どもの健康や機能の回復を願って自閉症治療への道を歩む人々は、自分達の持つすべての愛や勇気や粘り強さ、および希望を捧げています。

　確かに、このような挑戦に遭遇するまで、多くの親は、自分の内部に秘めた愛情や強さを意識した事は無かったでしょう。自閉症の経験を持つ多くの家族が日々努力を重ねていることを考えると、その様な家族が孤独ではないこと、希望があり、必要な場合には精神面の支援を受けられることを理解することほど重要なことはありません。

● 回復は可能です

　精神面の支援は、回復への道で選択した人々に対する科学的な支援と同様に重要です。確実に回復を約束することは出来ませんが、本書の中で示されているように、あなたが訪れる前にも、健康回復への経路をたどるお子さんを助けて、多くの親が同じ軌跡をたどって行ったことを知ってほしいのです。本書で書かれている治療方法は、全ての年齢や重症度の自閉症を持つ子どもたちにとって極めて重要です。徐々にですが、回復したという報告も増えてきています。

　本書では、まず私が推薦するものすべての根底にある科学的基礎知識を十分理解して下さい。最初は圧倒されるような情報量かもしれませんが、読み進むにつれて、より鮮明な像が浮かび上ってくるでしょう。そして今まで不可解に見えていたものが理解できるようになります。また、いくつかの提案を実行し、改善が見られるにつれて、あなたの確信は高まるでしょう。しかし、さらに重要なことは、直接に目にする特権が与えられたことです。ここで示された健康回復への提案に従うことによって、症状を和らげ、生活を変えることができるのです。回復への道に沿って歩めばどんな自閉症の子どもも前進が可能です。この方法を探る際にどんな年齢も年齢制限もありません。

　本書のガイドラインは以下の通りです。

- この取り組みの基となる論理的根拠へあなたを案内します。
- 私が提案する方針および訓練に、あなたを習熟するよう導きます。
- プログラムの各手順にあなたを案内します。
- 治療の過程で使用されるサプリメントとテストの紹介をします。
- 治療への経路をたどる際に、利用可能な追加情報や追加支援の情報を紹介します。

● 私の治療法の進め方

　私自身が母親であり、また生化学、分子生物学およびバイオテクノロジーの分野で広範囲な専門知識を持つ科学者であることから、自閉症や「神経系炎症」と考えられるその他の疾患を治療する方法の中に、私は母親の心と共に独自の洞察力や科学知識および臨床経験を注ぎ込んでいます。さらに私には、逆症療法と代替医療の両方において研究や臨床の経験があるので、その両分野で最良のものを取り入れ、それを以下に記す私の治療法に活用しています。

第1章　自閉症、回復への道しるべ

　このプログラムおよびその根底となる健康を維持する方法を検討する際の参考に、私のことをもう少しお話したいと思います。私は、かなりの成功を収めたバイオテクノロジー企業を共同経営者として設立しました。現在もDNA／RNAに基づく診断および治療の分野で分子生物学の専門家として世間に認められるようになりました。そして18年間、医学界および研究分野でコンサルタントを務めました。20年以上前に、私は、ロチェスター大学ストロング・メモリアル病院の癌センターで、変形細胞からメッセンジャーRNAの単一コピーを分離する研究に着手しました。その後、エール大学医療センターで、酵母菌から特定の真核細胞RNAの発現を促進させる研究を行いました。

神経系炎症とは何ですか？

　炎症カスケードが炎症性メディエータを放出する場合、神経系炎症が生じます。神経系炎症は、ニューロンや神経経路内の神経系および脳の過剰な興奮によってこれ等の神経の発火の失敗や消耗、そして究極的には神経細胞死が起こり、その結果発症します。

　ニューロンが死ぬと、慢性炎症が生じ、神経信号が不十分となり、また健康のバランスが悪くなります。例えば、虫の咬傷の回りの赤い腫れは、実は身体の炎症過程の作用によるものです。同様の作用は、私たちの神経周辺の領域で生じる場合がありますが、ただ体の作用は皮膚の表面上の赤い咬傷と同程度にははっきり見ることはできないだけなのです。

　ニューヨーク市セント・ビンセント病院では、特別食を開発し、栄養剤と転移因子（初乳に発見された免疫成分）を用いて非ホジキンのリンパ腫患者の治癒率の改善に貢献しました。その後サウスカロライナ医科大学においては転移因子についての分子研究を行ないました。私は、細菌によるエネルギー輸送と抗生物質耐性モードとの関係を研究して数年を過ごし、このテーマについて論文および本を発表しました。

　自然療法医になった後に、私は、慢性炎症、免疫学および神経疾患を専門とする代替医療の診療を確立し、ALS、MS、パーキンソン病、アルツハイマー病、全身性エリテマトーデス（SLE）、重症筋無力症および自閉症などの消耗性状態の影響を食い止め、時には状態を回復させることに少なからず成功しました。これらの疾患は、

慢性的神経系炎症の様々な病態だと考え取り組んできました。

　８年以上前に、私が慢性的炎症や免疫学疾患や神経疾患の大人を指導する際に用いた統合的な保健の理念が自閉症の子どもにも役立つかもしれないことに気付きました。驚いたことに、自閉症を慢性の神経系炎症のひとつの形態と認識することで、以前は私が大人の患者に使用して成功した技法を自閉症児に使用する道が開かれました。私がその理念を適用し、その技法の実施を始めると、時間とともにかなりの改善が見られました。そのことを発見して、私は、以前にも増して複雑で難解ではありますが、やりがいのある道へと足を踏み出しました。

　その時以来、自閉症の子どもに対する私の関心は、分子生物学、バイオテクノロジー、免疫学、感染性疾患および生化学に関する私の専門知識の全てを余すところなく応用することにあります。この取り組みの成果は、本書および神経学研究所のすべての関連業務および情報資源を通じて皆さんに提供いたします。

　時間とともに、私の治療法の成功の噂が自閉症児の両親のグループの間で広がりました。私個人の診療の順番待ちリストは、すぐに５年になってしまいました。明らかに、この長い順番待ちリストは、子ども達の回復を熱望する親にとって受け入れがたいものでした。この流行病の規模から見て、私は、他の有能な医者が新しい患者を診療できない状況に陥っていることを知っていました。私も急速にその限界に迫っていたのです。

　私が直接に診療できる子どもの数を制限するのではなく、私のプログラムを広げ多くの自閉症患者に到達できるように努力する方が、多くの子どもの役に立ちます。私にとって、それが結論です。今では、数百組の家族のために役立つ代わりに、何千組という家族に治療方法を提供することができるのです。

　私の取るべき手段をすべて用いて最優先することは、親に力を与えることです。豊富な知識を得られれば、両親は子どもたちのために質の高いヘルスケアを選び取ることができます。サプリメントの提案を受けた場合、提案の根底にある科学的論拠を理解できれば、両親は子どもの個々の健康状態が必要とするものをよく理解し、回復をもたらすためのプログラムに従うことでしょう。

医師と手を携えること

しかし本書の内容は、あなたの選ぶ医師と個別に相談することに代わるものではありません。私は、自閉症児の両親には治療方法に習熟し、自分たちの医師と治療方法について話し合うことを勧めています。さらに、本書を読み、情報源にアクセスし、私が様々な会議で提供しているプレゼンテーションに出席し、私の治療法を自分の診療に組み入れてみようと思う医師を歓迎します。医師が、既に証明済みの治療方法を入手すれば、自閉症の発症に関与する多くの要因を基本的に理解することができるでしょう。

ガイドとして本書を使用する

このテキストをハンドブックとして使用することを皆さんに奨励します。本書は、このプログラムを始める人が読むために書かれていますが、既に治療方法に従って実践している人には、かかりつけの医師や友達や親類に治療方法について説明する手段として本書を使用してほしいと思います。

その中身のほとんどは、既によく知っている内容かもしれませんが、段階的な方法に関する全ての説明に加えて、少数の新しい役立つ情報を見つけることが出来るかもしれません。この目的の一つは、親、開業医、および他の関連する健康問題を抱えている大人に力を貸すことなのです。

元来、自閉症のような多因性疾患は複雑です。個別のヘルスケアでも多くの個人差を考慮しなければなりません。ヘルスケアの社会的地位を高めることが私の目的なので、私は、単に自閉症に取り組むためのアドバイスを与えるのではなく、中核となる科学的知識をあなたと共有する事を求めているのです。あなたが私の忠告を求めなくても、なぜその方法が有効かを自分で判断できるようになってほしいからです。さらに、この情報はあなたに力を与えるだけではなく、あなたがプログラムを実施できるよう手助けするものです。

新しい科学と知識の共有

科学者と開業医へ一言申し上げます。あなた方のうちの一部の方は、私のプログラムの基本的な枠組みに既に精通しているかもしれませんし、あるいは新しい考えや臨床上の識見のいくつかを私と共有しても良いと考えるかもしれません。本書が提唱している遺伝学と生化学テストおよび天然のサプリメントとの間のユニークな相乗作用を今回初めて検討されている科学者や医者の方々に対して、私は、皆さんを歓迎すること、およびこの将来有望な科学的発見の領域へ皆さんが参加して下さることを光栄に思います。

現代生活の複雑さ

昔は、人生はずっと単純でした。今は生活がますます複雑になる一方で疾病もまた複雑になっています。現在、私たちには、ファースト・フード、高速車があり、生活のペースも速くなっていますが、それに伴いあらゆるストレス要因にも囲まれた生活になっています。昔は「パパは何でも知っている」が私たちの白黒テレビで放映されていました。そしてママは典型的な主婦である一方で、パパは仕事に出かけました。今では、生計を立てるために両親がともに働くのが一般的であり、誰もが仕事と家庭を両立させているのです。1950年代に比べて、離婚率が2倍になり、ひとり親世帯が増え、以前よりも多くの人々がママとパパの両方の役割を果たすようになってきました。私たちが進歩すればするほど、困難な問題もますます増えていきます。ダライ・ラマが述べているように、「私たちは、多くの便利さと引き換えに少ない時間、多くの専門家と引き換えに多くの問題、ファースト・フードと引き換えに消化機能の低下、多くの薬と引き換えに健康障害を持つようになりました。」

上記の要因や他の何百という変化が私たちの生命へストレスを与えるばかりでなく、化学薬品への私たちの曝露も増加しています。

米国では1950年には、道路を走る自動車の数は4000万台に過ぎませんでしたが、2000年には2億2500万以上台となりました。自動車からの排気ガスはほぼ600%の増加となり、同時に一酸化炭素、二酸化窒素、二酸化硫黄、ベンゼン、ホルムアルデヒドおよび多環式炭化水素の増加も同様にもたらされました。また、自動車

第1章　自閉症、回復への道しるべ

だけが新しい化学薬品に私たちの体を調節しなければならない唯一の汚染源ではありません。加工食品、店頭医薬品や処方薬、および健康食品や化粧品の増加によって、最近の数十年間は、大量の新製品が投入され、様々な種類の製品によってますます多くの化学薬品に私たち自身、さらに私たちの水や地球や空気が曝されるようになってきました。最近の研究では、喘息発生率の増加を空気の品質と関係づけ、さらに多くの地方では、水道水がホルモンや処方薬の残留物を含むことが明らかになっています。2001年9月11日のアメリカにおけるテロ事件の影響に次いで、さらにストレスを生み出すような大きな社会変化がみられました。その社会変化としては、テロリズムに対する恐怖心、経済的懸念、日常生活の問題あるいは特別なニーズを持つ子ども達の問題など様々なものがあります。

　このようなストレス要因や曝露がどのように結び付いて私たちに影響を与えるのでしょうか。あまりにも長い間、私たちは、ストレス要因や曝露をすべて上手く処理できていると単純に考えてきました。しかし、種々の要因は結合し、あるいは相互に作用して、私たちの体内にある炎症性メディエータを増加させています。その結果、私たちが抱えるストレスは、次いでは風邪から癌に至るまですべてのものに対する私たちの危険要因を増加させています。また、根底にあるストレスが、遺伝的感受性や感染症と結びついて健康状態として表れるのが一体どの時点なのか、その転換期を正確に予言することはできないまでも、人々が経験するストレスを身体的病気に結びつける明確な経路があることは、研究から明らかになっています。このため、私は、ストレスの役割についてのみお話することにしましたが、それも自閉症の場合のみならず、自閉症患者やアルツハイマー病のような他の神経系疾患患者の介護人の場合も含めています。このプログラムに書かれた見解の多くは他の健康状態にも適用可能です。そのため、プログラムの考え方についてのモットーの一つは、「それは自閉症だけの問題ではない」ということです。自閉症に対する潜在的な遺伝的感受性を考える場合、私たちは、自閉症患者の家族の中で患者以外の家族メンバーが自閉症に関連する疾患のリスクを抱えている可能性を考慮する必要があります。両親が経験する過剰なストレスは、必然的に健康リスクを高める傾向があります。一旦家族が子どもを回復させると、家族の他のメンバーがこのプログラムを使い自分の健康状態の改善に取り組むことがしばしば見られます。

　具体的には、自閉症に結びつくような基礎的要因は、アルツハイマー病の増加、慢性疲労および線維筋痛症の増加、ADD／ADHDの増加、さらにミトコンドリアの疾病の増加の原因となっているのかもしれません。多くの慢性疲労／線維筋痛症に悩

む大人の中で、自閉症に極めて有効であることが判明した同プログラムを利用する人がますます増えており、これらの成人の疾患に好ましい効果を上げています。この事は、上記の疾患やその他の成人病は、数多くある同じ要因から引き起こされるという見解を裏付けるものです。

事実、将来予測される一連の病気の増加率や大流行の発生率という観点から考えると、自閉症の大流行を氷山の一角として考えることはできるでしょう。そこで、その様な病態の背後に潜む原因を理解することが非常に重要なのです。理解が進めば、私たちは自閉症の潮流の逆転を防ぎ、関連する疾患の増加も防ぐための情報提供による選択ができるようになります。

現代病の複雑さ

自閉症、パーキンソン病のような神経系疾患、糖尿病、心臓病、関節炎、慢性疲労症候群、その他のような慢性疾患の罹患率の増加で、多くの人々は、これらの疾患を治すことは、1950年代に考えていたほどには、容易でないという事実に直面しています。以前、人々は、病気の種類に合った薬を使えば、ほぼどんな病気とも戦えると確信していましたが、今では、健康状態がそれより複雑であり、単独の事例や事象として発生するのではないと理解し始めています。万能薬や魔法の治療もありませんし、多くの疾病は虫や毒物のような、単独な原因から発生するのではありません。様々な要因が相乗的に作用して、その発症に影響を及ぼすのです。そして疾病の複雑な原因についての私たちの理解が変化するにつれて、取り組みの方法もまた変化します。それにもかかわらず、単純な治療法や健康に対する保証が過去のものとなったという現実を直視しなければならないので、ほとんどの人々および多くの医者までもが疾病の複雑さには戸惑いを感じています。また、私たちが専門家に健康を完全に任せることができた時代も終わりを告げました。その結果、多くの人々は、自分で問題を解決することを決定したのです。この新しい領域で、人々が治療への旅を始めるには、彼らを導いてくれる明確な指示と共に、確かな情報およびロードマップを必要とします。それが本書が提供しようとしているものなのです。

私たちが前に進む前に、もしあなたのお子さんが自閉症であるか、あるいはあなた自身が健康問題で戦っているのであれば、そして実際に健康回復のステップを始め

第1章　自閉症、回復への道しるべ

たいと熱望するのであれば、今すぐにでも、あるいは、いつでも好きな時に第5章を読んで調べることができます。第5章は、第1章とそれに続くいくつかの章を読んで理解の基礎作りを行う時に利用できるように、具体的な行動ステップを提供しています。

特効薬の神話

　私たちの社会の一般通念では、すべての健康問題については、「特効薬」があると考え、もし私たちがそれを見つけることが出来れば、健康問題が無くなるだろうと考えます。従って、一部の年間10億ドル企業では、即効性のある特効薬を探し求めています。近代医療の発展を振り返ってみると、クライマックスのうちの一つ、すなわち20世紀半ばの抗生物質の到来、が極めて重要な意味を持っていました。このような薬物療法はその時代には歓迎され、急性の細菌感染には確かに効力がありました。かつて、抗生物質は容易にほぼどんな細菌感染も治療することができました。しかし、今ではマイナス面に関する研究と共に、抗生物質の効能の低下は、その限界を示しています。

　さらに、抗生物質によって代表される健康回復への「特効薬」的アプローチは、私たちが今21世紀に遭遇しているような、慢性炎症性疾患のまん延に適しているかどうか証明されていません。数十年の研究によっても特効薬の開発が実現されていない重大な慢性疾患がかなりの数に上ります。このような「特効薬」さえ明らかに不十分であり、過去60年にわたって、病気への取り組みの大半には大きな変化は見られません。

　特効薬の神話が長い間にわたって続くと、サンタクロースやイースターバニーに対する確信と同様に、一つの素朴な確信のようなものが生まれ、それが健康についての十分な理解を越えて大きくなり過ぎてしまいます。変化を生み出し、求められもしないような説明を世に出すことは一種の挑戦であります。しかし、分子生物学者として、私は、我々の存在自体がそうであるような複雑さの驚異からインスピレーションを貰い、我々が感知できない「なぜ」を理解することの充足感を得ています。

　科学者として、私もまた非常に難しい問題の克服には慣れています。また、私は、自閉症児の介護をしている家族との出会いから、即効的な治療を信じる人々にとって、自閉症に苦しむ子どもと一緒に住む家族以上に目覚ましコールに慌てる人は他

にいないことを知っています。この経験は、他の人には容易に想像することができないでしょう。日々の闘いを越えて、いっとき静かな時間が流れる時に、多くの答えの無い質問があなたの耳にこだまするかもしれません。「なぜ、こんな事が私の子どもの身にふりかかったのでしょう？　どうして起こったのでしょうか？　私たちは何をすべきなのでしょうか？」我々がもはや特効薬に頼ることができないのであれば、最良のアプローチは何でしょうか？

単一の原因および治療を越えて

　自閉症でもあるいは他の疾病においてでも、これからの医学の持つ最大の可能性は、複合的な要因が健康問題に影響を与えることを認識し、個別の治療法を個々の患者に合わせて作成することです。各疾病には、単一の原因と単一の治療法があるという一般的な考えを乗り越えると、私たちが各々独自であるのと同様に、私たちのアプローチも一つずつ独自のものであるはずだということを認識するようになります。私たちの病気がより単純だった頃は、単独の要因と取り組み、健康を回復することができました。しかし、今は病気も複雑になり、複合的な要因に取り組む必要があります。

　ほぼすべての病気は、より広く、体の内外から私たちに作用する複合的な要因によって発症します。私たちが発症するいずれの疾病に対しても影響を及ぼす可能性のある多くの要因としては、ストレス、環境、環境から吸収する毒素、私たちが曝露される病原菌の総数および根底にある遺伝的感受性があります。このような危険要因が組み合わさり、ますます強力に作用すると、健康問題に影響を与える要因をすべてに取り組むことが重要になります。このように複雑な環境では、もはや私たちは注意を単一の要因のみに（あるいは治療）向ければいいという贅沢は許されません。私たちは、重大な要因すべてに取り組む手法にアクセスする必要があります。本書の中で詳述された手法は、この新種のヘルスケアへあなたが参加するための入り口なのです。

ストレス＋感染性病原体＋毒素＋遺伝的感受性＝疾ぺい

　ある病気、例えば自閉症に対する適切な扱い方法について科学者の間で様々な意見があることを耳にしますが、大事なことは、彼らの言う事は病気のある面をそれぞれ表している可能性があるという事です。例えば、あるお医者さんは、自閉症の主な原因は慢性ウイルス感染だと考え、次のお医者さんは金属毒性に注目し、3人目は生化学的メタロチオネンの欠乏に注目するかもしれません。ある意味では、そのすべ

てが正しいのです。したがって、単に一つの原因因子に取り組んだとすると、他の原因因子を見落としているかもしれません。このような様々な意見の中から最善の要素を選択し、あなたのお子さんの特別な遺伝的ニーズに合った方法を構築すれば、相乗効果やよい結果につながると考えます。

　したがって、本書の中で紹介する治療法では、あなた、あるいはかかりつけの医師には、あなたのお子さん（あるいは健康問題に苦しんでいるあなた）に合う様に特化したプログラムを設計する役目があります。私はあなたにプログラムの原則を示し、ツールの選択やアドバイスを提供し、ステップを踏んで進めるように道案内をします。しかし進めるペースやプログラムの中の各々のステップの使い方は、最終的には、あなたのお子さんの個々の応答、あるいはあなた自身が健康問題を抱えている場合はあなたの応答によって決まってきます。

自閉症のパズル

　自閉症患者の体内では、ある典型的なバランスの乱れが生じることが研究によって明らかになっています。このようなアンバランスは、体内の臓器系や神経伝達物質および多くの生化学作用の適切な機能に影響を与えます。例えば、臓器系のアンバランスはアレルギー、食物に対する敏感な反応および消化不良をもたらすことがありますが、これらはすべて自閉症の子どもによくみられる症状です。神経伝達物質のアンバランスは行動、気分の浮き沈み、注意力および言葉に影響を与えます。様々な領域に生じるアンバランスのすべてに対処することは、難し過ぎるように見受けられます。また、両親は、重症度に応じて治療順位を決める"トリアージ"方式をしばしば採用し、次の危機が来る前に目前の火を消そうとしてように見えますが、そうすることによって、子どもに何が起きているかという全面的な展望を得ることがより難しくなっています。

　科学者として自閉症の子どもを見ると、多くの体のシステムの機能がバランスを損ない全身性・代謝性の大規模崩壊を経験していることが分かります。その患者を治すには、機能を回復するためには何が必要かを判断することであり、その結果身体システムのバランスも改善されるのです。ジグソーパズルのピースを分解した後、その子どもに合ったより健全な配置の仕方で再びピースをはめ込んで行くような気持ちに時々なるのです。ある意味では、それはまさに私たちが行っていることです。

その結果、単に一つのピースを識別し移動させても必ずしも複雑なパズルを十分に解決できるとは限りません。私たちはパズルの全てのピースと取り組み、互いに関連付けながら再編成しなければなりません。次の章から始まって、本書は、一つひとつのピースについて（我々が現在理解している範囲で）、およびこれらの相互作用について、その両方を理解する上で役立つでしょう。第2部の各章の中で説明されている段階的プログラムは、あなたのお子さんの健康を取り戻すために役立つ連続した経路へあなたを導いて行きます。このような経路の最終段階で、あなたが、パズルの大部分を解決したと確信し、あなたのお子さんの健康や機能および生化学のバランスなどに改善が見られたことを発見できるようになる事を、私は望んでいます。

多角的な要因

時に、見た目には何の関係もないような多数の出来事が同時に起こって、大変な不幸に見舞われることがあります。この格好の例がダイアナ妃の死でした。ダイアナ妃がシートベルトを着用していたら、車がスピードを出していなかったら、運転手がお酒を飲んでいなかったら、パパラッチがダイアナ妃の乗った車を追跡していなかったら、狭いトンネルへ入って行かなかったら…。これらの要因のどれか一つがなかったら、悲劇は防げたかもしれないのです。「自閉症」と呼ばれる病気が発症するには多数の要因がありますが、これもダイアナ妃の事故と同じように捉える事ができます。遺伝子突然変異の特定の組合せがなかったら、重金属毒性がなかったら、根底にある細菌感染症がなかったら、興奮毒素によるダメージなどがなかったならば、神経系の連鎖的障害は起こらず、引いては自閉症（および他のスペクトル障害）も起こっていないかもしれません。しかし、実際は起こってしまったのです。ですから、そのことを認め受け入れる必要がありますが、一方で段階的に障害を元通りすることを始めなければなりません。

個々の患者に適した治療法

自閉症および他の複合的病態に対処しようと努力する場合、私たちは同じアプローチがすべての人に当てはまると考える傾向がありますが、そうではありません。総合医学に明るい善意の医師さえ、遺伝学的個性の現実を見落とし、健康問題に苦しむ患者のすべてに同じプログラムを指示する傾向があります。そのような見方では、何故ある薬が一部の患者に効き、他の患者に効かないのかを説明できません。それが食物であれ、薬であれ、あるいはビタミンであっても、人々の反応は様々です。また、

第1章　自閉症、回復への道しるべ

科学者として、私は、それが何故なのかを理解するのが私たちの仕事だと確信します。

　何故ある人は薬に反応して別の人は反応しないのでしょう？　何故ある食物にアレルギーを起こす人がいる一方で被害を受けずに食べられる人がいるのでしょうか？　このような質問に答えるには、多くの要因を考慮する必要があります。何故あるプログラムが一部の患者に効果があり、他の患者にはないのかを実際に理解していない場合は、そのアプローチは十分とは言えないのです。今までは、医学の専門家として、治療に対して様々な異なる反応に直面すると、私たちは個々の違いを検討せず、またその重要性を理解せず、あるいは個人差を考慮して治療の個別化を図ることもせずに、ちょっと肩をすくめ立ち去らなければなりませんでした。もし薬がある程度の割合の人に効能があると認められると、それで十分だと考えられていました。しかし、私たちが科学の研究が進んでいない分野で働き続けること、さらに我々のやり方を普及させることが必要であり、そうすれば個人差を考慮した治療を行えるようになり、患者一人一人を助けることに結びつくと信じています。ヘルスケアがすべて個別化される日がいずれは訪れると思いますが、我々は幸運にも、自閉症および関連する疾患では、既にそのレベルの個別化を実施するための新しい手段を手に入れているのです。

　ニュートリジェノミックスの新しい科学によって、私たちは、自閉症のような病態の危険因子である遺伝性の基礎的性質を明らかに出来るようになってきました。ニュートリジェノミックスの研究結果に基づいた健康回復プログラムをカスタマイズすれば、その後、私たちは、生化学状態および有害毒素負荷を確認し、健康問題への取り組みがどの程度功を奏しているかを検査することができます。この新しい科学のおかげで、私たちは、遺伝的性質の原則に従って患者を個人としての扱うことが出来るようになったのです。ヒトゲノムの特性を明らかにする現在進行中の研究を通して、人間の独自性の発見が進み、それと共に真に個別化された医学への新しい展望が開かれるでしょう。我々のアプローチの個別化が進めば、私たちは最後には自閉症や他の複合的病態に取り組む事が可能となります。それにはどんな事が必要か見ていきましょう。

● パズルのピースを理解する

　私が以前に言及したように、自閉症は、様々な生化学的、遺伝的、生理的要因によって発育中の子ども達の体内で起きる「パズル」のようなものだと見ることができ

ます。これらのマイナス要因による"交通事故"で起こってしまった損傷を元通りにするためには、このジグソーパズルのピースを一つひとつ注意深く調べ、その機能を理解し、バランスを回復しなければならないのです。

　本書では、このジグソーパズルのピースを一つずつ、私たちが現時点で判断しうる方法で検証し、潜在的なアンバランスに対処するためのサプリメント・プログラムを提案します。ここに示した情報は、ADDやADHDなど自閉症に関連する広い範囲の病態を含めた「自閉症様の」行動を引き起こす神経系の炎症のプロセスに関する最新の考え方です。この分野は、ほとんど毎日新しい情報や文献が出て進化しているので、私と一緒に進化していきます。新しい情報が出てきた時には、将来、本書の改訂版で修正することになるでしょう。

　第一に、医療プログラムをカスタマイズするには、有毒な撹乱物質として作用し、アンバランスを起こさせるような要因を知ることが必要です。以下に記すのは、最も一般的な撹乱物質の要約のリストです。詳細な論議は、第一章以降に書かれています。

- **神経興奮毒素**
　神経興奮毒素は、食物の中にある刺激性化学物資であり、神経伝達物質と神経受容体によって脳内の化学成分を過剰に刺激します。この過剰刺激によって神経細胞死を引き起こし、その結果、神経伝達の不良が起こり、興奮（stims）や言語障害を引き起こすもととなります。
- **重金属毒性**
　環境曝露から発生し、ワクチン内の金属によって強められることで、重金属は免疫系と消化器に影響を与え、エネルギーを減少させ、認識機能および神経機能を害し、人体を弱体化させます。
- **慢性的なウイルス感染症と細菌感染症**
　これらの慢性的な感染症は、環境曝露と同様にワクチン内の細菌やウイルスからも引き起こされて、免疫系、消化器系、呼吸器系に影響を与え、そして人間の健康を維持し治療する体の機能が損なわれます。
- **メチル化の欠如**
　解毒を促進し、炎症をコントロールして、神経伝達物質のバランスを保つ重要な細胞経路であるメチル化で活性化の低下、あるいは活性化の過剰が起こると、気分の浮き沈みや情緒の変化のみならず肝臓、膵臓、胃、腸、副腎、甲状腺、ホルモンなどのアンバランスが生じることがあります。

第1章　自閉症、回復への道しるべ

　総合すれば、これらのアンバランスは多くの身体のシステム全体で機能障害を起こす可能性があります。しかし、あなたのお子さんは一つのアンバランスに苦しむとは限りません。したがって、私たちは、お子さんの個別の健康状態の必要性に合った方法をカスタマイズしなければなりません。良いニュースは、このプログラムによって、全ての分野に対処し、これらのシステムのバランスを取り戻すことができるのです。しかし、このプロセスは時間と忍耐かかります。落ち着いて各アンバランスを修正することが成功への道です。

　様々な原因から引き起こされた症状はすべて対処できるということを、私は確信しています。一緒に治療に取り組む機会のあった多くの家族を見て、自閉症の子どもには素晴らしい知力があることを確信していますから、私は子どもたちが自分の知能を輝かせる手助けに専心します。

- **個別的アプローチ**
　「遺伝的な個性」を認識し、かつカスタマイズされたプログラムを開発する必要性。
- **ニュートリジェノミックス検査**
　数年前に開発されたばかりの新しいサービスは、個人の遺伝的な独自性を調べ、個別の治療方法を作成することを可能にしました。次の章では、遺伝学を取り入れる事で個別化医療の実現が図られる良い機会になることを明らかにしていきます。
- **遺伝的バイパス**
　体全体のバランスを保ち、十分に機能させるために、特定の天然のサプリメントを使用して遺伝子的に弱いことが確認された領域を補助することがこのプログラムの鍵です。本書では、あなたはその方法を学び、自閉症のお子さんに一般に認められる一連の問題や遺伝的プロフィールに役立つサプリメントを理解するようになるでしょう。
- **メチル化経路またはサイクル**
　これは、私たちの治療法によって最適化しようとしている重要な生化学経路です。次の章では、私は、この経路上の機能不全がどのように健康問題を生じさせるか、および我々がどのように最適なメチル化機能を回復させるのかその方法について更に徹底的に調べていきます。
- **神経性炎症**
　メチル化サイクルが最適に機能しない場合、DNA、細胞修復、解毒、精神的

な健康状態、集中力および発話語に必要とされる構成要素を産生する代わりに、人体は私たちが対処する必要がある一連の症状を引き起こす催炎物質を産生します。

- **生化学検査**
このプログラムでは、私たちが遺伝学に基づいた個別のプログラムの進み具合を検証する場合に役立つ重要な項目を検査します。
- **再ミエリン化**
これは回復プロセスの最終段階です。この最終段階で私たちは、神経を修復するために必要な主要な成分によって体を支援します。

約束

私は、すべての子どもに回復の機会を与え、一つひとつのパズルをすべて当てはめることが出来るまで、また慢性疾患が次世代の人々を脅かさなくなるまで、諦めません。

第2章 ニュートリジェノミックスとメチル化サイクル

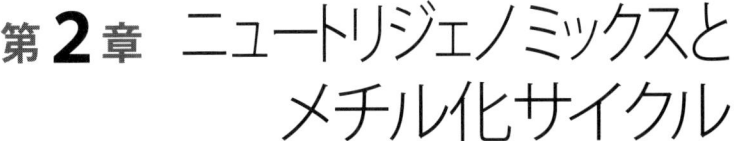

──オーダーメイド医療の幕開け──

　ゲノムを解読した事により、人間の組織が約25,000個の遺伝子を持つ事が判っています。然し、未だ、そのすべての特徴が分かっている訳ではありません。その結果、臨床医は毎日の治療に、遺伝子学のほんのわずかな部分しか利用する事が出来ません。私は、生化学と分子生物学の専門知識を持ち、バイオ技術会社の社長として、15年間この分野の研究を進めてきました。ゲノムの図表化を進め、時間を経るに従って、個々のそして全ての遺伝子の特性と作用がもっとよく理解される様になるでしょう。私たちは健康な状態を最大限に保ち、健康を損ねる事を避けるために、全てのヒトゲノムのリスク要因が明らかになる日が来るのを待ち望んでいます。然し、既にその研究は始まっているのですから、現在知られている事を実際の治療に使用してはいけない理由はありません。

　ヘルスケアの分野で、この方法が今だに標準と考えられていない理由は、25,000個に及ぶ人間の遺伝子を全て遺伝子テストする費用を負担できる人はほんの僅かしかいないからです。また、ほんの少数のテストを受ける事ができる人にとっても、科学者により遺伝子の特性が解明される迄は ── 広範囲な研究が進行中であるけれど、得られる情報を十分に利用できるか、治療に使用する事は出来ません。

　その結果、さらに経済的に此の方法の利用を進めるために、ある臨床医や研究所は、少ない遺伝子の範囲でテスト・サービスを特定化し提供し始めています。私たちは、個々の人間の遺伝子の検査により、一塩基多型（SNP ── スニップと発音する）と呼ばれる特定の遺伝子変異を確認する事が出来ます。特別な健康状態やリスク要因を持つ人は、テスト結果に基づいてもっと正確に目標を絞った治療や予防を行うために、この情報を得たいと考えています。インターネットで検索すると、幾つもの検査会社が、通常20から30 SNPの範囲で、遺伝子検査・サービスを提供しているのが見つかります。

然し、この様な遺伝子検査・サービスを受ける場合に、大事な事は、その研究機関がどのSNPのテストを行うのかということです。多分30種類位のテストは＄500〜＄1500位掛かるのですが、高価であり、殆どのテストは現在保険ではカバーできないでしょう。どんな検査でも受ける前に、検査機関があなたまたはあなたのお子さんの条件に相応しい一番重要な遺伝子群を確実に検査する（そして安定して正確な報告ができる事）かどうかという事がとても重要です。過去数年間の私の仕事は、遺伝子の中で検査すべきだと考える最も効果的な範囲を決め、その上で、これらの遺伝子の特性を明確にする事でした。それは取りも直さず、各遺伝子が何を行い、その作用が他の遺伝子とどの様に協調的に作用して、人体の重要な生化学作用を行うのかについて明らかにする事になります。

「なぜ生化学と分子生物学を知る必要があるのでしょうか？」

分子生物学と生化学経路をある程度知ることのメリットは何でしょうか。

- 経験した症状の原因を理解できます。
- プログラムの反応と効果を監視できます。
- サプリメントを使用するか、使用をやめるか、何時検査をするかを決断できます。
- 遺伝的に弱い場所を迂回するために使用する特定の栄養サプリメントを何故使うのか、その理由を理解できます。
- 勧められた治療法の科学的効果を自分で再確認できます。

この統合医学が理解出来るにつれて、開業医、両親、成人の患者達は自信が持てるようになります。今まではあまりにも長い間、健康問題をほぼ完全に他人の手に委ねてきました。専門家に相談するのは重要ですが、報告を受け、現在の状態を知り、自から行動する事も極めて重要です。 根本的に統合医学を知ると言う事はそれを実行すると言う事です。

第2章　ニュートリジェノミックスとメチル化サイクル

神経系炎症

　神経系炎症に寄与するものの一つが、神経システムと脳の神経細胞の過剰な興奮であり、不発、極度の疲労、そして神経細胞の死に至ります。神経系炎症の仲立ちをするか、またはその一因となる生化学的要因を深く研究するにつれて、画期的な研究と臨床の結果の両方が、一つの特定の生化学経路が鍵である事を実証しました。その結果、私は研究の焦点をより完全な経路の理解と特定に注力しました。それはメチル化のサイクルです。人体には、多数の異なる顕著な生化学経路があり、それらが無意識の内に常に作用し続ける複雑な機能を協調して行っています。それでは何がこの特殊な経路をユニークなものにしているのでしょうか？　最初に、私は、数多くの検査を分析した結果から、他の子供たちと比較して、極めて高い率の自閉症児がこの経路に一つか複数の変異を持っている事を知っています。二番目に、この経路の作用が正常に機能することが、どんな神経系炎症でもそれを克服するには大変重要であると思っています。この事はこの経路に変異を持つ人が全て自閉症を発症するものではないと言う事を意味します。問題はメチル化経路の変異は自閉症の必要条件ではあるかもしれませんが、絶対条件では無いという事です。本著を通して私が言及している事は以下のような4つの相互に関連している生化学サイクルです。

- メチオニンサイクル
- 葉酸サイクル
- BH4（ビオプテリン）サイクル
- 尿素サイクル

　葉酸サイクルとメチオニンサイクルは広く相互作用があると認識されていますが、私が知る限りでは、まだどの臨床医も、これら4つのサイクルの相互作用を検討したり、私が検討したほどには臨床診療でその機能を重要視していません。私がメチル化サイクルと名付けているものに基づくプログラムを記述し、発展させて行くという事は、以前には分散状態であり連結していなかった情報を結びつけ、これら4つの相互に作用するサイクルに取り組む方法を認めることや探し求める事が要求されます。4つのサイクルをメチル化サイクルという言葉でまとめて考える事により、我々は重大な機能障害に取り組むための確たる基礎を築くことになります。

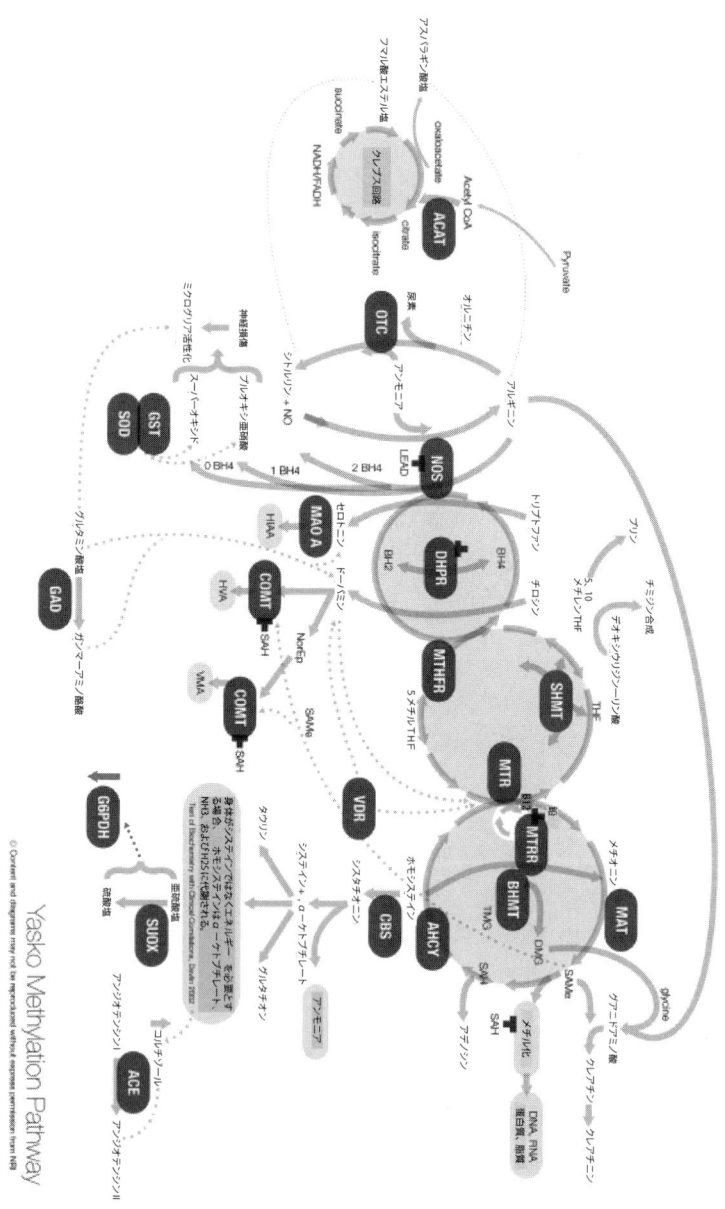

ニュートリジェノミックスという新しい科学

　私は、長い時間を掛けて、芽を出しかけているニュートリジェノミックスを用いてメチル化経路にある遺伝子の変異を迂回するという、心身一体的なアプローチを発展させてきました。ニュートリジェノミックスについては多分お聞きになった事がおありでしょうが、私たちの遺伝子は変更できないけれど、遺伝子の作用を変える事は出来ると言う理解に基づいた新しい研究分野です。

　例えばある食品やサプリメントは遺伝子に指示して健康的に作用させたり、あるいは健康に害を与えるように作用させたりします。ニュートリジェノミックスの研究により、科学者たちは、健康的な、あるいは健康を害する"遺伝子の発現"を促すには、どんな食物を取り、どんな食物を避けた方がよいのかを習得し始めています。ニュートリジェノミックスを用いて、研究所では人々の多量のゲノムを比較してどの遺伝子のプリントアウトが正常あるいは変異型なのかを確認します。

遺伝子の発現と遺伝子の作用

　例えば、一人の男性が（仮にハルという名前だとすると）ちょっと短気な性格を持っているとします。これは彼の気質であり、彼の基本的な性質です。然し、彼は全体的にはどっしりしていて、良い性質の男です。暑い夏の日に家族でピクニックに行って、ちょっと日に当たり過ぎました。次に、ハルはピリッとするチリとマーティニを飲みました。やがて彼の十代の息子がハルを困らせる様な事をし、彼は癇癪を爆発させました。もっと怒りっぽくない男性だったら、怒りが違う反応を示したでしょう。もし、ハルが日陰に行って、ミント茶などを飲み、サラダを食べていたならば、彼の生来の性癖をコントロールできたかもしれません。同じ様に、私たちの遺伝子を良く知る事により、癇癪を起して望ましくない反応を起こすよりは、遺伝子がもっと望ましい反応をするように出来るかもしれません。

　ニュートリジェノミックスの目標は、日常生活の中で体が健康的に機能するように体が必要とする特定の栄養成分を身体に供給することです。私たちは大概、ある種の変異した遺伝子を持っています。

「ニュートリジェノミックスは遺伝子を標的とする栄養補給です。」

　遺伝子変異は、理想的な機能に必要な全ての生化学的な作用を実行する能力を損ないます。その結果、私たちの体は何かを多量に産生したり、極度に少なく産生したりするので、生化学的アンバランスを生じることになり、障害や最終的には疾病に繋がります。ニュートリジェノミックスは、身体が必要とするにも拘わらず遺伝子変異のために適性に産生する事が出来ない栄養成分の欠損部分を供給する事により、遺伝学的に誘発される機能の低下を"迂回"し、適正な機能を回復させます。

遺伝子検査

　どの遺伝子に変異があるかを確認するためには、最初に遺伝子検査をしなければなりません。ただ単に好奇心から遺伝子検査をする事は、倫理的にも、勧められません。臨床医が検査で明らかにされる遺伝子の欠陥に対処できる治療法を提案しない限り、私はお勧めしません。したがって私は手当たり次第に遺伝子検査を行う事に賛成しません。その結果、私は遺伝子を検査し、健康に重要な役割を果たす経路であるメチル化経路に存在する遺伝子の変異をニュートリジェノミックスでサポートする事に焦点を絞っています。遺伝子の欠陥に対処するために天然物質から抽出された栄養サプリメントを使用する事により、機能を改善し健康を回復します。

二匹の鼠の物語

　葉酸はメチル化により作りだされる不可欠な、または貢献度の高い栄養素です。過去の研究で、2つのグループのネズミは、葉酸以外は同じ食べ物を与えられました。高濃度の葉酸を与えられたグループはより多くのメチル基（炭素1と水素3の原子で成り立つ）を産出し、DNAの発現を変え、2つのグループの間に目で見える様な変化をもたらす結果となりました。より多くのメチル基を産出するグループは毛色、体重、大きさが対照のグループと違いました。

　葉酸は栄養サプリメントではごく一般的な成分です。然し、科学者はアメリカ人の40％は一般的な葉酸を処理する能力を制限または排除するSNP（変異）を持っていると認識しています。しかし、この変異を持つ殆どの人はこの事を認識していません。サプリメントの恩恵を得るために、これらの人々は特別な形の葉酸が必要です。葉酸は極めて特殊なメチル化経路の一部分なので、私たちが行うテストは葉酸を適切に使用する人体能力のある重要な面に焦点を当てるのです。

第2章　ニュートリジェノミックスとメチル化サイクル

　焦点を定めた遺伝子検査とニュートリジェノミックスの適用により、我々が出来ることは以下の通りです。

1. **メチル化サイクルにおける重要な場所で、SNPの存在を確認する。**
2. **適切なサプリメントを使用してこれらの遺伝子の作用をコントロールし、実質的に遺伝子の変異を迂回してメチル化サイクルを最適化させます。**
3. **メチル化サイクルの機能により行われる全ての重要な作用から恩恵を得ます。**
4. **メチル化の助けを借りて、神経系炎症を減退させ（または神経系炎症の効果を修復し）、様々な身体の組織の生化学を改善します。**
5. **時の経過とともに、アンバランスを直し、症状を和らげ、健康への可能性を高めます。**

これら一連のステップはこのプログラムの基本です。それは、神経系炎症、慢性疲労、免疫機能不全症候群（CFIDs）と神経疾患（然し、前にも述べた様にその適用は必ずしもこの分野に留まりません）から生じる様々な症状を回復させるために用いられています。私たちはこの本の中で、この問題を何度も取り上げます。然し、今は、遺伝子の弱さと環境からの影響の組合せによって、メチル化サイクルが損傷を受ける場合に何が起こるのかについて検討していきましょう。

何故メチル化の機能が必要なのでしょうか？

メチルのメッセンジャー

　メチル基は身体のメッセンジャーで、運送屋で、撹拌器なのです。メチル基は他の化合物と一緒に一挙に反応をスタートさせます（例えば遺伝子をスイッチオンにし、あるいは酵素を活性化します）。メチル基が無くなり、あるいは除去されると反応は停止し（遺伝子のスイッチが切れ、酵素は不活性化します）ますが、または、メチル基が無くなったのに、望ましくない時に遺伝子にスイッチが入るときもあります（例えば、癌細胞に関連する遺伝子）。

メチル化経路が順調に作動している場合、他の役割のために必要な生化学物質を含む幾つかの副産物を産生します。自閉症の子供や神経系疾患や他の疾患を持つ成人の場合にも、メチル化の健康な副産物は多くの重要な作用をしますが、その事

をこの章でご紹介します。一方、メチル化経路が上手く作用しない場合、二つの重大な結果が生じます。

1. **広い範囲に亘る身体上の機能が効果的に作用しなくなる。**
2. **この経路の副産物は、自閉症からアルツハイマー、心臓病に至る種々の疾患の前駆体である炎症を引き起こす。**

どの遺伝子を検査すべきでしょうか？

遺伝子は孤立状態では機能せず、相互に連結しています。各生物学的経路が、一連の活動が連続している組み立てラインの様なものとして想像して頂きたいのです。与えられた遺伝子が仕事を確実に行う時は、遺伝子は上流で生産されたある生化学物質を受け取り、別の生化学物質を産生してそれで何らかの作業をし、その上でそれを下流の他の生化学物質へと引き継いで行くのです。それは陸上競技のバトンリレーの様です。従って、孤立した遺伝子のみを検査するのではなく、特定の経路に沿った生化学作用を研究する事が肝要です。問題点を探し出すために、私たちは上流と下流の遺伝子や連動した生化学機能を良く知る必要があります。この様な手法により、適正な経路の機能を再構築するために必要な全ての補正をする事が出来ます。

メチル化経路の重要な場所で遺伝子多型の影響の特徴をよく知ることによって、あなたのお子さんまたはあなた自身の健康を損ねている特異的な個々のアンバランスを示す個人用ロードマップを作製する事ができます。ニュートリジェノミックス検査を通じてこれらの遺伝子の脆弱な場所を正確に確認できれば、適正な栄養サプリメントに焦点を絞る事が可能となり、これら遺伝子の重要な生化学作用を最適化させることができるでしょう。

第2章　ニュートリジェノミックスとメチル化サイクル

自閉症は多因子性疾患

「自閉症は、遺伝性、感染性、
　　さらに環境的な原因から起こる多因子性疾患です。」

　健康に関して何がメチル化サイクルをユニークなものにし、重要なものにしているのかは、この経路上の変異は全ての健康条件に影響を与える可能性があるからです。交通渋滞の原因として各変異を思い描いてみて下さい。一つの事故は高速道路上の車の流れを遅くさせます。二番目三番目の事故は、さらに事態を悪化させます。これらの事態に焦点を合わせたサプリメントによる補足を通じて、事実上、事故の現場を迂回し、回り道をし、最終目的地に到達する通路を作り上げます。メチル化という高速道路の場合には、これらの迂回路により、変異に起因する封鎖を越えることができるので、様々な身体機能の鍵であるメチル基を産生し配達できるのです。

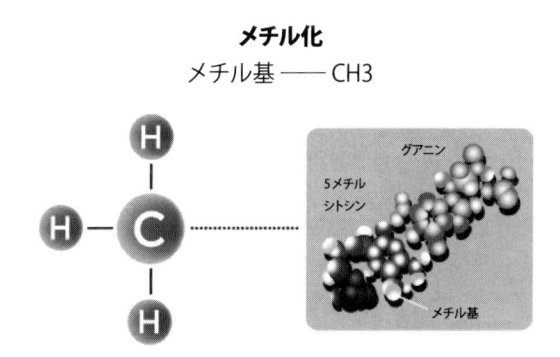

メチル化
メチル基 —— CH3

DNA, 酵素、ビタミンへの結合

　各メチル基は1個の炭素原子と3個の水素原子で構成されます (CH3)。然し、炭素原子は腕を4本持つので各メチル基は余分な腕を一本持っています。この腕が他の沢山の分子とメチル化と呼んでいるプロセスにより、結合したり、分離したりします。メチル基が重要である理由は、結合し新しいプロセスを作る能力にあります。

メチル化はメッセージです

　メチル化は身体のほぼあらゆる場所の反応に関与しており、細胞の中で毎秒何億回と起こっています。ほんの幾つかの例を挙げるならば（本章では何回となく出会う事になりますが）、メチル化が適切でない場合、ウイルスに対する抵抗力が減退し、注意持続時間が損傷し、神経伝達の効率性が低下する等です。コーヒーや薬剤のリタリン（中枢神経興奮剤）の効果を見る事で、メチル化が神経システムに与える影響に関して基本的な概念が得られます。コーヒーは大量のメチル基を含有しますが、それ故に急速に集中力の回復効果があります。また、リタリンはエチル供与体の一つですから、リタリンを投薬された子供は集中力の回復を経験するでしょう。

　メチル化は、次の様な重要な身体的反応の中心となっています。

> **RNAやDNAの修復と構築，免疫性機能（体の感染に対する反応の仕方および戦い方），消化作用一般，DNAサイレンシング，神経伝達物質のバランス，金属物質の解毒，炎症，粘膜の流動性，エネルギーの産生，蛋白質活動，髄鞘形成，癌の予防**

　メチル化は非常に多くのプロセスに関与するので、メチル化の経路における不十分な作用、または変異は次の点を含む広範囲な健康問題をもたらします。

● DNAの修復と構築

　メチル化の極めて重要な機能の一つにDNAの合成の役割があります。DNAは設計図の様なもの、つまり遺伝子の遺伝情報を持っており、生命体の構成要素を構築するのに必要なものです。身体が腸壁を修復する時、あるいは免疫の機能が危険にされた時に免疫性の細胞の再生に間違いなく必要とされますし、または体の一部を切ってしまった時の治癒に新しいDNAの合成が必要になります。然し、メチル化サイクルの機能なしにはDNAの再生は適切に行われません。何故でしょうか？

　DNAはヌクレオチドという名前の構成要素からできており、この化合物はシトシン、グアニン、アデニンとチミジンという4つの塩基で出来ています。これらの塩基の生

第2章　ニュートリジェノミックスとメチル化サイクル

成に絡む幾つかの酵素はメチル化サイクルの一部です。例えば、一つの遺伝子はメチレンテトラヒドロフォレイト還元酵素という長い名前を持ちますが、(通常短縮して、MTHFrと呼ばれます。)この名前を最初からみて頂くと判る様に、MTHFrはメチル基を持っています。したがって、この酵素の産生に関与する遺伝子の変異が、DNAに必要な要素を作成する能力を損なうかも知れないのです。後に此の問題について述べますが、メチル化の欠損のために最も影響を受ける塩基は、チミジンです。

低メチル化はまた"トリヌクレオチド反復障害"として知られる疾患に関与します。塩基は3つの塩基の配列または"トリヌクレオチド反復"で遺伝子上に配置されています。然し、これら3つの塩基に基づく配列がメチル化していないと、千回でも自動的に反復します。どの配列が反復するかにより、フリードリッヒ失調症の様な、または脆弱X症候群、ハンチントン病の様な、多様で重篤な疾患を引き起こします。不十分なメチル化やこれら3塩基の配列が非常に長い区分で反復されると、限定された数のメチル基を引きつけ、その障害のリスクを増大させます。

DNAに良く似た形はRNAで、蛋白質の構成要素として欠くことができませんが、DNAが持つ情報を受け取り、遺伝子を調整します。事実、RNAはDNAよりも身体に多く存在します。DNAを安定して保持するには(RNAが必要とするヌクレオチドの量を述べる迄もなく)、体はDNAとRNAの構成要素である大量のヌクレオチドを必要とします。サプリメントとしてRNAとヌクレチオドの摂取を提案する一つの理由は、身体の負担をある程度取り除くためです。そして身体が沢山の自分の構成要素をメチル化サイクルを利用して自分で作る代わりに、我々がこれらの構成要素を栄養補給として補えば、自分の構成要素を他の重要な仕事に残しておけるからなのです。例えば、ある種の細胞が塩基のアデニンやグアニンを身体が必要とする十分な量を作れない場合、RNAを供給すれば身体から負担を取り除く事が出来ます。この本の後の部分で、身体のサポートに必要な、特定のRNA(ヌクレオチドも)に付いて検討します。

RNAと他のサプリメントを使用すると、変異があっても必要とするものを身体に供給できるようになります。自閉症の子供は大半が、この経路における他の遺伝子の変異と共に、MTHFrの遺伝子変異を持つことによって機能を損傷しています(高速道路の閉鎖)。今、仮に、子供が環境的によってチメロサール(多くのワクチンに使用されている水銀を含む防腐剤)に曝露されていたとすると、それはまたメチル化を阻害します。この両方のことが一緒に起こると、相互作用によって体の重要な機能能力をさらに弱めてしまいます。

今一つ別の例があります。　メチル化に重要な酵素の一つメチオニンシンターゼ（MTR）は適正に作用するには、活性化したB12を必要とします。B12を供給する身体の能力はMTHFrの変異により低下します。さらに、水銀はこの作用に悪影響を与えるので、DNAのメチル化を妨げるという事が、その後の研究で示されました。チメロサールに含まれる水銀とMTHFr変異の両方によって、高速道路で２つの事故（MTHFrと水銀曝露）が発生し道路閉鎖に繋がる事になります。適正なメチル化機能を回復するために、１つの事故を処理するのに比べて、２つの事故と道路閉鎖を同時に処理する事はさらに困難になるでしょう。その結果はどうでしょうか？DNAの構成要素を生成するのがさらに困難になります。

免疫機能

　メチル化は、異物や抗原を認識して反応するという、免疫性システム能力の主要な役割を演じます。免疫システムが攻撃されると何時でも身体は新しいT細胞を合成しますが、 それは白血球に属するものです。T細胞はウイルスや寄生虫の感染症を撃退し、抗体を作るB細胞の制御を助けるのに必要です。メチル化の経路上に変異が起こると、新しいT細胞を作るのに必要なメチル基を作る能力が欠けるかもしれません。その現象が起こると、B細胞を作る傾向が増加し、それが自己免疫疾患に繋がるかもしれません。私と同僚の医師が多くの子供の血液検査を見る時、この種のアンバランス（抗体が多すぎて、T細胞が十分には無く、その上、B細胞反応が多すぎる）を良く見かけます。適正なメチル化サイクルのサプリメントを摂取した後で、自己抗体のレベルが減少するケースを良く見かけます。

　DNAのメチル化はまた、免疫細胞を制御します。 免疫受容体DNAは、最初はスウィッチ・オフの状態であり、侵入者に反応するために免疫細胞が変化する必要がある迄はそのままです。以下の説明で詳細に分かる様に、その時、DNAは制御された状態でメチル基を失い、DNAのスイッチがオンになります。

　既に理解したように、一般的に、メチル化は遺伝子サイレンシングに関係します。然し、研究によれば、遺伝子が特定の箇所がメチル化されない場合に、免疫システムは自分で自分に作用する事があります。

　そこで、要約して見ると、メチル基は遺伝子のスイッチをオン・オフするのを助けます。さらに免疫システムの反応の仕方を決定します。メチル化が作用しない場合は、

免疫システムが必要な時にも反応せず自己免疫疾患を引き起こすか、あるいは実際の危機に際して反応しなくなる事があり得ます。

消化器系の疾患

不適切なメチル化で影響を受ける機能分野はお互いに動的な関係があります——お互いに相互作用するという事です。免疫細胞は消化の問題と相互に関係するという事です。免疫細胞の多くは消化器官に棲んでいるので、通常子供が経験する様な、メチル化、免疫および消化管に関係する問題（例えば、腸管壁漏、アレルギー、および様々な消化管の苦痛等）と非常に近い関係にあります。簡単に言うと、もしメチル化が低く、T細胞の産生も低いと、ヒスタミンの量は高くなる傾向があります。ヒスタミンは炎症に関連があり、腸管壁漏やアレルギーの原因です。

メチル化の低下 ↓
T細胞の低下 ↓ ⇒ **ヒスタミンの増大 ↑ 炎症の増大 ↑**

T細胞の活性の低下は、B細胞に引き継がれ、アレルギーや食品過敏症の様な自己免疫疾患を引き起こす事があります。このため、多くの自閉症の子供には無グルテン食や無カゼイン食の療法が効果的なのです。一方、根本的な生化学の知識によって、この種の食事療法が効果があることを理解している医師は、自閉症の子供にこの種の食事を勧めます。

DNAのサイレンシング

メチル化は"遺伝子発現"という問題では重要です。遺伝子は決して変わる事は無いけれども、本章で前述した様に活性であったり、非活性であったりします。身体は遺伝子のスイッチを入れたり（発現）、切ったりします（発現停止）。身体が発現を望むのか、発現停止を望むのかは、その役割によります。

どの様にして作用するのでしょうか？ DNAを制御するために、すなわち、スイッチを入れたり切ったりするのを助けるために、身体はメチル基をDNAの螺旋構造に加えます。DNAを飾り付きの腕輪の様なものだと理解して貰えれば、メチル基が腕輪の様々な箇所にぶら下がるチャーム飾りの様なものです。腕輪の何処にメチル基がぶら下がっていようとも、遺伝子は発現停止されていますが、腕輪からメチル基が除か

れると、その遺伝子は発現します。適正なメチル化が不足しているとは、発現停止されているべきDNAが発現するという事です。多くの子供たちは年齢を加えるに従い、毛髪の色が変わって行きます。金髪の子はブルネット（茶色）に変わります。これは、発現停止されていた遺伝子の茶色が発現したからです。ラクトース（乳糖）過敏症がもう一つの例です。子供の時は簡単にミルクを消化できますが、ラクターゼ（ミルクを消化する酵素）の遺伝子の発現が停止されると、ミルクを消化できなくなります。

勿論、遺伝子の発現あるいは発現停止は、毛髪の色やラクトースの過敏症の例より、遥かに影響のある結果をもたらします。はしか、おたふく風邪、風疹（MMR）のワクチンを例にとって見ましょう。ウイルス（ワクチンの形で）が遺伝子に入ると、ウイルスのスイッチが入って、活動的になるのは健康的ではありません。然し、適切なメチル化がなければ、それは正に起こり得る事です。ウイルスにくっ付いて発現停止する様な適切なメチル基を持たないと、ウイルスは活動的になります。

この遺伝子が活性化されるとどうなるか？ 目的とされている様に、はしか、おたふく風邪、風疹に抵抗する様な免疫反応を引き起こす代わりに、ワクチンは望ましくない反応や違う反応を示します。ワクチンの受け手は、トロイの木馬の様に、既に体の中に棲んでいる活動的なウイルスからの慢性感染に支配される様になります。同様に、メチル化は発癌、つまり癌細胞の発育にも関係します。もし、不適切なメチル化のために、DNAが正常に制御されないと正しいシグナルを送れないので、細胞の部分は制御不能になり、癌を成長させる結果となります。

不適切なメチル化があると、DNAの腕輪が遺伝子の活動をオンやオフにするメチル基を失うだけでなく、腕輪自身（腕輪上のDNAリンクそのもの）が不安定になります。

神経伝達物質のバランス

神経伝達物質は化学物質で、ニューロンと神経細胞および他の細胞間のシグナルをコントロールします。メチル化が傷つくとセロトニンの様な神経伝達物質を作るのに必要とする成分を欠くという結果になります。セロトニンは、気分、情緒、食欲や、メラトニンに変換されるので私たちは夜眠れるのです。私は多くの子供たちが、体内のセロトニンをメラトニンに替える事が出来なくて夜眠れないことを知っています。成人でも、慢性疲労や線維筋痛症を持つ人が同じ様に辛い思いを訴える例が良くあ

ります。メチル化の経路に起こるアンバランスが神経伝達物質のドーパミンに影響を与えるでしょう。適正なドーパミンのシグナルを出すには、ドーパミン受容体が細胞膜の中で自由に動き回れる事が必要です。 細胞の表面にあるドーパミン受容体は、魚を掴まえる釣り竿の様なものです。細胞膜内細胞液のリン脂質を維持する事により受容体の活性を助けます。細胞膜の流動性は免疫システムが適正なシグナルを送るのを助けますし、神経が傷つかない様に守ります。ALS（筋萎縮性側索硬化症）やアルツハイマーの様な病気の症状は神経の損傷の結果です。

メチル化経路で、神経伝達物質のバランスに必要な成分の一つは、S-アデノシル・メチオニン、またはSAMe（"サミー"と発音します）です。SAMeは体内の一番活発なメチル供与体で、体内の色々な化合物にメチル基を供給します。また、SAMeは色々な神経伝達物質を必要な化合物に替える事により、神経伝達物質に作用します。もし、十分なSAMeが無ければ、──または、SAMeがメチル化サイクルが弱いために再生されないと、神経伝達物質がアンバランスになります。その結果、気分、集中、眠りの習慣、および一連の行動に影響します。

「SAMeはどの様に使われるのでしょうか」

- 睡眠を司る、セロトニンをメラトニンに変換。
- 体内の解毒に必要なグルタチオンの合成。
- 神経が適正に作動するのに重要な神経鞘であるミエリンを含む蛋白質の形成。
- 細胞のエネルギー工場であるミトコンドリアの働きに欠かせない、クレアチン、カルニチン、CoQ10の生成。
- 神経伝達物質のノルエピネフリンをエピネフリン（アドレナリンとして知られています）に変換。

ノルエピネフリンとエピネフリンが一緒になって闘争・逃避反応を制御しますが、ドーパミンと共に注意力と集中力に不可欠です。精神刺激薬のリタリン、デクセドリン、アデラールはノルエピネフリンやドーパミンのレベルを上げるために、ADD（注意欠陥障害）のある人に処方されます。子供に対する神経伝達物質検査の結果で、ノルエピネフリン過剰が良く見られます。

メチル基と共にSAMeが十分に無い場合に、子供に十分な量のSAMeをエピネフリンに変換させようとするのは危ない賭けです。 それはADDの行動を引き起こす原

因の一つなのです。さらに、体内でノルエピネフリンが作られる時、神経伝達物質のドーパミンの量が自動的に減ります。それは、私の推測では、自閉症の子供が言葉を回復して行くためには重要な要素です。この様な理由で、この二つの要素を、メチル化作用のサポートを通して扱う事は重要です。

　メチル化の経路はSAMeを製造するだけではなく、再利用することも必要です。SAMeが神経伝達物質を助けるためにメチル基を捨てると、その時、再利用されるのです、すなわち、再メチル化です。SAMeが新しいメチル基を得た後で、また同じ作用が繰り返されます。神経伝達物質を含む反応の主要な役割の故に、SAMeの欠損が神経変性疾患の原因になるのは驚く事ではありません。
　メチル化経路の脆弱性で、人によってはSAMeの生成も再利用も出来ない人がいます。その様な人は、幸いにも、SAMeのサプリメントで変異を迂回するので、サプリメントが役立ちます。

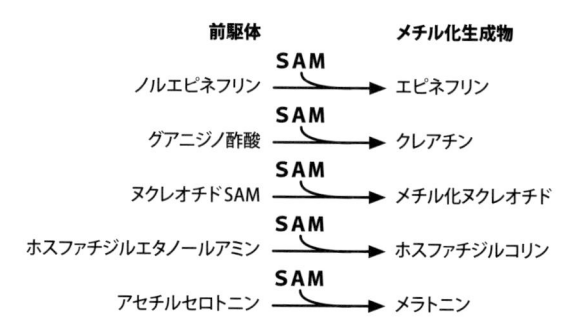

前駆体		メチル化生成物
ノルエピネフリン	→SAM→	エピネフリン
グアニジノ酢酸	→SAM→	クレアチン
ヌクレオチドSAM	→SAM→	メチル化ヌクレオチド
ホスファチジルエタノールアミン	→SAM→	ホスファチジルコリン
アセチルセロトニン	→SAM→	メラトニン

金属の解毒

　ある種の金属は、高い原子量で、水より少なくとも5倍の重量を持つので、"重金属"と表現されます。重金属全てが悪者という訳ではありません。事実、身体は70の優しい微量元素重金属を必要とします。亜鉛は一般的な金属で、人体で日常行われる数々の反応に必要です。然し、我々が必要とする重金属の他に、人間に毒となる12の重金属があります。特に鉛、カドミウム、水銀、ヒ素という4つの重金属は濃度が低くても特に毒性が強いものです。ニッケル、タリウム、錫は体内で多量に存在すると毒性があります。刊行物を通して、環境局は我々が重金属に曝されつつある事を認めています。全ての毒性金属が重金属なのではありません。例えば、身体に

第2章　ニュートリジェノミックスとメチル化サイクル

高い濃度のアルミニウムがあると悪い影響がありますが、アルミウムは、毒性はありますが重金属ではありません。

　工業、農業廃棄物から、これらの金属が空気や土壌に混じる量が増え、今や食品に現れ始めました。これらの毒性金属は体の柔らかい組織、骨組織に集まり、世界中で、年齢を問わず変性疾患の流行の原因となっています。母乳から始まり、生涯を通じて蓄積されます。

　重金属の一般的な汚染源は以下の通りです。

工業や公害から大気中に放出された金属を呼吸する事により。
食品を通して（魚の水銀等）。
皮膚や身体用の美容剤成分に使われる金属から吸収（消臭剤のアルミニウム）。
金属を含む薬品。
注射によるワクチンの中の金属。

これらの金属は正電荷なので、マイナスに電荷されている分子と簡単に結合します。

どの様にして、実際に、重金属は身体に入るのでしょうか？　動脈の壁を通じて、これらの金属は正常な血流を妨げます。副腎でホルモンの産生量を低下させ、早期老化を起こし、ストレス、性欲減退、および更年期の症状の悪化の原因となります。細胞の中では、様々な新陳代謝作用を阻害します。うつ病や、明瞭な思考能力の阻害等の原因となります。骨粗鬆症や甲状腺機能低下の様な症状を悪化させます。高濃度の金属は随鞘形成（神経細胞の保護膜形成）のプロセスを阻害し、誤った発火の原因となります。従って、記憶や理解力は直接、金属毒性に影響されます。

　しかし最も深刻な問題は、次の章で記述しますが、身体の生化学環境を弱める事です。その結果、日和見性の細菌、ウイルス、寄生虫、カビが体の中で成長し、二重に挑戦して来ます。したがって、この本の中で後ほど提案するプログラムは、金属と微生物両方の解毒の助けになるでしょう。

　金属は除去するのが極度に難しいものですし、テストで身体に存在するかどうかを確かめるのは時には簡単な事ではありません。水銀の様な金属は、ウイルスや細菌がしっかり結合するので確かめるのが難しいのです。これは高速道路で2つの事故——金属と微生物（ウイルスおよび／または細菌）が一緒に起こる、もう1つの例です。1つでも問題ですが、一緒になると影響が増加します。それは2つの関係のな

い事故が違う場所で起こる場合に比べて、1つの道路で2つの事故が同時に起こる場合の交通渋滞による深刻な影響と同じです。もし、不適切なメチル化により、この事態が発生すると、金属と微生物が同時に体内に存在する事になり、金属は検出する事が難しくなります。然し、本著により概説する手法によってメチル化サイクルへのサポートを行い、感染症の問題に取り組めば、しばしば金属の排出が一般的な生化学テストで検出され見ることができます。

　自閉症の多くの症状は重金属毒性の症状と似ています。ですから一部の医師はキレーションと解毒を通じて自閉症を治療しますし、これらの治療法の結果、認知機能、発語と他の機能改善が見られます。この経験に基づいた確信により、解毒が自閉症や他の障害のホリスティック（全身的な）アプローチにおける主要な治療法となっています。

　然しながら、全ての医師が解毒の理論的解釈や手法に精通している訳ではなく、全ての人が、身体が毒性で一杯であるというイメージを受け入れている訳でもありません。私たちが毒素に曝されているのは確かですし、もし我々が解毒に成功しなければ、毒素は残ったままです。身体の経路がこの治療法を助けてくれるのは確実です。遺伝子研究の進展は、幾つもの遺伝子が解毒作用に貢献している事を示していますし、これらの遺伝子の損傷が病気になるリスクを助長している事も明らかにしています。

　幾つかの薬剤が、現在重金属のキレート化に使用されます。DMSA、DMPS、EDTA、グルタチオン、アルファ・リポイック酸、ニンニク等がそうです。これらの薬剤は、興味ある事に、抗ウイルス能力があります。にんにくは抗ウイルス性、抗真菌性、抗細菌性などの栄養サプリメントとして良く知られています。グルタチオンは最も重要な身体のウイルス防御の一つです。文献には、EDTAが細胞からウイルスを引き出す良い例が紹介されています。DMSAは水銀のキレート剤として知られていますが、医学文献には抗ウイルス作用、より正確にはレトロウイルス作用（"はしか"、と"おたふくかぜ"はレトロウイルスです）があると書かれています。DMSAは一般に、重金属のキレートに使用され、子供が自閉症の症状を表す時に解毒剤として使用されます。然し、DMSAは炎症性メディエーターであるTNFアルファを引き起こす事も理解する事は重要です。ですから、DMSAを使用する時は、効果的に炎症を減少させたり抑制したりする薬剤を、注意して積極的に加える事が重要です。DMPSはNIAIDの治療データベースにリストされており、HIVに対する抗ウイルス作用があります。DMSAも

DMPSも副作用の可能性がありますので使用には注意が必要ですし、キレート療法に精通した医師の指導が必要です。

これらのキレート剤が、重金属の解毒剤としても身体から慢性のウイルス含有金属を除去するのにも効果があるという事はあり得ます。自閉症の子供を持つ親には目新しい事では無いいわゆる"解毒の発疹"は、毒性金属の排泄と一緒に慢性ウイルスが排泄されるので、場合によっては、ウイルスの発疹であるかも知れません。交通渋滞を起こしている自動車事故の例を再び使うなら、これは2台の事故車両を同時に除去して、交通渋滞を緩和する様なものと思われます。

メチル化と解毒

私が先に触れた様に、医師は一般にキレーション化と呼ばれる金属除去の手法を用います。EDTAの様なキレート剤は金属イオンと化学的に結合し、これを水溶性にして、血流に運び無害に排泄させます。しかしある種の毒性金属は身体に固く結び付けられ、封鎖されているので、従来のキレート剤では除去できません。本書で提示される手法の重要な部分は私独自の金属除去の手法で、封鎖された金属と体内の微生物に的を絞る事が可能です。この新しい手法が成功していることは、臨床効果に表れていて、尿や糞便に毒性金属が有意に排泄されています。これらの結果は、どんなキレート剤も効果的に毒性金属を除去する事が出来ない様な場合でも、慢性の伝染物質が効果的に毒性金属に結合している事を示唆しています。これは、顕著なレベルの水銀を持っていない様に見える患者にさえ見られます。しかし、ウイルスと細菌の量が減少するので、これらの患者には大量の水銀と他の毒性金属の排泄が見られますし、患者の症状が劇的に回復します。

メチル化サイクルの正常な機能が必要になる一つの理由は、サイクルが作るメチル基がこれらの金属の除去の役に立つという事です。例えば、ヒ素に付いて言えば、メチル基はこれら封鎖された毒素と直接結合し、除去します。金属解毒に使用されるメチル基の殆どが、SAMeにより提供されます。しかし、十分なメチル基を製造できる様な全ての成分（SAMeを含む）を作るには、メチル化サイクルがうまく機能することが必要です。即ち、メチル化サイクルがうまく機能すると、細菌またはウイルスを減少させる助けになり、間接的には、毒素の排泄に役立ちます。しかし、この経路で変異があると、身体は毒性の排泄を行うのが難しくなります。従って、経路における遺伝子の脆弱性の検査とサプリメント補充が非常に重要になります。

一方、メチル化は解毒に必要ですが、環境毒素がメチル化を崩壊させると、毒素の解決策が見つからないジレンマ状態を作り上げる事になります。
　例えばカドミウムは、リン酸脂質のメチル化を抑制するので細胞膜機能に影響を与えます。ヒ素、ニッケル、クロミウムはDNAの過剰メチル化の原因となり、例えば、腫瘍抑制遺伝子等の重要な規制能力のある遺伝子のスイッチをオフにします。遺伝子検査は、人によってメチル基を十分に作る事が出来ない傾向があることを明らかにします。このことは、明らかに、一つの定型化した療法が全ての症例に効くわけではない事を表しています。だから検査は極めて重要です。

　研究者は多くの自閉症の子供達が、身体から毒性を除去するために重要な抗酸化物質であるグルタチオン、を十分に作る事が出来ない事を発見しています。メチル化経路が作用しない場合、身体は十分な量のグルタチオンを産生できません。さらに、細胞ミトコンドリアが機能しなくなると、――自閉症の子供に見られる場合ですが――副産物としてより多くの活性酸素を産生し体内のグルタチオンを消耗します。アルミニウムの様な毒性金属は、ミトコンドリアのエネルギーを少なくし、ミトコンドリアの機能障害の原因となります。さらに、細菌が多量にあると、体内にアルミニウムを保持する可能性があります。従って、最初にアルミニウムと細菌が手を組んでミトコンドリアの機能を抑制し、損傷したミトコンドリアは抗活性酸素剤グルタチオンをもっと多く必要とします。しかし、メチル化の損傷により、身体は必要な量のグルタチオンを作り出せません。このことは、この疾患が多因子的、重層的である良い例の一つです。

炎症

　炎症は人の健康状態を表しています。メチル化と炎症には相関関係があります。シーソーの様に、炎症が多くなるとメチル化が少なくなり、又逆も同じです。
　どの様に機能するのか検証してみましょう。IL6（インターロイキン6）とTNF alpha（腫瘍壊死因子アルファ）は炎症に通じる身体の生化学物質です。ストレスがあると出てきます。炎症性化学物質が多くなると低いメチル化状態を悪化させます。

　メチル化の低下で、身体に幾種類かの炎症が起きます。

・心臓および血管の炎症

- 自己免疫疾患
- 神経系炎症

(1) 心臓および血管の炎症

　蛋白質、特に、肉と乳製品の蛋白質はアミノ酸とメチオニンを含有しています。"Meth"という接頭語に注意して下さい。これはメチオニンがメチル基を含んでいる事を表しています。どこかの時点で、メチオニンはSAMeに転換します。それは前に述べた様に、体内で一番大きいメチルの供与体です。SAMeは体中を環流してメチル基を何百という反応に提供し、多くの作用を生じさせます。一旦、SAMeがメチル基を配達すると、ホモシステインに変化し、その後メチオニンに再転換して、このプロセスが最初から繰り返されます。しかし、もしメチル基が非常に少なく、ホモシステインがメチオニンに再転換できないとどうなるでしょうか？　この場合ホモシステインのレベルが体内で上昇するので、炎症、心臓疾患、血流不良、疾患の悪化や他の健康問題を引き起こします。

　うっ血性の心臓疾患を防ぐため、身体は適正な量のCoQ10を必要とします。臨床的には、CoQ10は狭心症と心不全の治療、冠状動脈バイパス後の治療と心筋症（炎症と心筋の脆弱化）の治療に使われます。CoQ10の合成はメチル化経路の成分を必要とします。とくに適正なレベルのSAMeが必要です。ホモシステイン濃度の上昇は心臓病のリスクを増大させます。研究者は、メチル化経路にあるMTHFr遺伝子の特定の変異であるC677Tがあるとリスクが増大すると考えています。多くの子供達がこの変異を持ち、その両親も持つ事が多々あります。

(2) 自己免疫疾患
関節炎、狼瘡、糖尿病

　自閉症に関して私が思っていることは、T細胞により仲介されている細胞性反応に比較して、抗体反応を作るB-細胞免疫が強調され過ぎていることです。この事は、少なくとも一部分は、新しいT細胞を作るにはメチル化サイクルが必要である事に起因します。所謂、"一生安泰"と言えるB細胞のクローンとは異なり、T細胞のクローンは"要求に応じて"増大します。この増大には、DNAとRNAの合成が必要であり、それは、メチル化サイクルを経て生成される構成要素が必要です。適正に調整されず未熟なT細胞がまん延すると炎症反応が増えていきます。抗体反応を助けるヘルパーT細胞が適切に存在はするが、その反応を抑制するサプレッサーT細胞が十分にないと調節不全が起こり、その結果、

狼瘡、関節リウマチ、１型糖尿病の様な自己免疫疾患が起きてしまいます。

アレルギー反応

以前に述べた様に、ヒスタミンは、抗原に反応して放出されるとアレルギー反応を起こします。ヒスタミンが、メチル基を受ける事により分解され不活性化されるので、体内のヒスタミン量はメチル化サイクルに左右されます。メチル化の損傷は、自閉症の子供に良く見られるように異常に高いヒスタミン濃度とアレルギー性の敏感症を引き起こします。

炎症に至る他の要因は炎症そのものです。慢性炎症は望ましくないフィードバック・ループを引き起こします。メチル化サイクルの機能不全は炎症を生じ、一方炎症はメチル化を正しく行う能力を悪化させるという事です。

(3)神経系炎症

興奮毒素は神経系炎症の大きな要因です。この化学物質は文字通りの役割をします ―― 神経細胞を興奮させて発火させ最終的には神経細胞を死に至らしめます、長年に亘りこの現象が起こり、―― 個人が症状を自覚する迄に、損傷が起こります。その様な訳で、このプログラムでは興奮毒素による損傷の被害を最小限に留める積極的な方法を取ります。

興奮毒素は自然に体内でできます。しかし、過去50年間で、興奮毒素は大量の食料品に付加されました。グルタミン酸ナトリウム、アスパルテーム（人工甘味料）、加水分解された植物性蛋白質と他の添加物 ―― それらすべての興奮毒素があなたの味蕾を刺激し、食品の本当の味を隠します。通常、これらのものは人工風味と加工された食品に加味されて効果を上げる様にしたもので、これらの添加物なしでは口当たりが良く感じません。自然食品は高度の滋養に加えて、この様な風味を向上させる様なものは必要としません。興奮毒素は非常に早く興奮させ、点火させるまで過度に神経を興奮させますので、神経は早く疲労して死んでしまいます。これらの興奮毒素を製造している会社は、グルタミンは頭脳に自然に大量に見つかるので、MSGやアスパルテームの様なグルタミンを含有する添加物は"天然"であり害には成りませんと主張します。グルタミンは体内に極々少量しか存在しない事を考慮に入れると、これは間違いです。この濃度がごく少量上がると、神経細胞は過度に興奮して正常に作用出来なくなります。

さらに、様々なサプルメントはグルタミンかグルタミン酸塩を含有しています。多く

第 2 章　ニュートリジェノミックスとメチル化サイクル

の消費者や医師は、グルタミンが遺伝的に感受性の強い人に害がある可能性について知りません。グルタミンが添加されているかを確認するために、食品やサプルメントのラベルを調べる事をお勧めします。本著の第 2 部で書かれている通り、もし含有されているならば、それを避ける事がこのプログラムの第一歩です。このプログラムには多くのステップがあり、各人に合う方法が様々あるのですが、誰でも例外なしに安全に行うには、食事からの興奮毒素を取らないようにして神経の炎症を抑える事です。

　食品添加剤とサプルメントに加えて、体内のグルタミン負荷がメチル化経路の変異で増える事があります。もしメチル化経路が最適に作用しない場合には、葉酸（ポリグルタミン酸塩）が使われずに居座り、グルタミン酸塩に分解される可能性があります。ところで、この事はまた知能を増大させる効果があるのかもしれません。グルタミン酸塩の過剰な負荷をこなすために、グルタミン酸塩受容体を増やさなくてはなりませんが、これは高度の知能（私が治療している子供に時々見られるのです）と関係する可能性があります。メチル化経路での変異は興奮毒素の害を増やすと同時に、自閉症を持つ子供に見られる高い知能程度を説明しているのかもしれません。このプログラムを通して、私が目的とするのは、高い知能を育て、損傷を抑える事です。

膜流動性

　なぜ細胞膜は透過性である必要があるのでしょう？　細胞膜は体を保護する皮膚の様に細胞を囲んでいて、何を入れ、何を出すのか選択します。細胞膜に埋め込まれているある種の蛋白質は細胞と細胞の間の信号の役割を果たし、成長、組織の修復、免疫反応などの細胞活動を調整しています。さらに、細胞膜の表面にある他の蛋白質は、マーカーとして知られていますが、細胞同士を識別する働きをします。これら全ての微妙なプロセスを適正に働かすために、細胞膜は正確な成分で作られている必要があります。すなわち、適正な量の脂肪、または脂質、蛋白質とリン酸塩などです。シグナル伝達タンパク質とマーカータンパク質をリン脂質という大きい海に浮かぶ大きい筏だと想像して下さい。もし海が流動性に富んでいれば、必要に応じて筏は動き回れるでしょう。しかし、もし海が固形化してジェロ（商標：ゼリーの素）の様であれば、筏は動き回れませんから、補給品を配達する事が出来ません。ここで又、メチル化が重要な役割を果たします。前に述べた様に、細胞膜のリン脂質のメチル化は膜の流動性にとり大変重要です。適正なメチル化が無ければ、メチル化経路の変異により、この仕事に必要とされる十分なメチル基が無い事になるでしょう。そ

の結果、細胞膜の流動性は不適切なメチルの影響を直接受け、そして細胞間のシグナル伝達が損なわれます。

エネルギーの生成

全ての細胞は生きる為にエネルギーが必要ですが、細胞はクレブス回路（クエン酸回路）と呼ばれるプロセスを経てエネルギーを生成します。この代謝経路は、ATP（アデノシン三リン酸）として知られている体内のエネルギーの"元"を生成します。クレブス回路は細胞内でミトコンドリアとして知られる細胞小器官です。ミトコンドリアを細胞の発電所か汽車のエンジンの様なものと考えて下さい。列車を動かし続けるには、汽車のエンジンに石炭をシャベルでくべ続ける必要があります。クレブス回路はメチル化サイクルと密接な関係があり、一つが損傷すると他にも影響します。ミトコンドリアの作用に重要なのはカルニチンとCoQ10で、両方ともメチル化経路に依存しています。ですから、プログラムのある段階でこの２つの成分を頻繁に補充するのです。

(1) カルニチン

L-カルニチンは長い鎖の脂肪酸をミトコンドリア内へ運び、脂肪酸はそこで分解されてエネルギーになります。事実、L-カルニチンは、脂肪がミトコンドリア膜を越えることを可能にする数少ない自然の物質の一つですから、脂肪の代謝に重要なのです。ミトコンドリア脂肪酸の酸化は心臓と骨格筋の主なエネルギー源なので、このことは重要です。体内のカルニチン合成は、SAMeによるアミノ酸L－リシンのメチル化で始まるので、クレブス回路とメチル化経路との間の密接な相互関係を示しています。

(2) コエンザイムQ10

コエンザイムQ10は電子を運ぶ役目でATP（アデノシン三リン酸）の生産に欠かす事の出来ない酵素です。――電子を運ぶという仕事を通じて体内でエネルギー生産の反応の95％に関与します。CoQ10はATPの形成過程で確実に電子を必要な場所に運びます。CoQ10は又、非常に強力な抗酸化物質で、ミトコンドリア細胞膜と細胞壁を活性酸素の攻撃から保護します。カルニチンと一緒に、体内でのCoQ10の合成はメチル化経路に依存します。

筋肉が低調で極端に筋肉が弱いのは（自閉症の子供や慢性疲労の成人に見られますが）、一部はミトコンドリアのエネルギーの減少が原因です。さらには、以下に見

第2章　ニュートリジェノミックスとメチル化サイクル

る様に、メチル化能力の減少によって生じるミエリン化の問題も原因になっているかもしれません。

蛋白質の活性

　遺伝子情報を持つDNAが、どの様にメチル基により制御されるのかについて既に議論して参りました。メチル基（CH3基）は、DNAのいくつかの部分に結合して遺伝子情報をオンやオフにします。もし、メチル化が損傷すると間違えた情報が発信されるか、発信されるべき情報が無いという事態が起きます。RNAは仲介者としての仕事を通して、体内のDNAは細胞と組織の構成要素と言える特別な蛋白質を作る様になっています。RNAは、"腕"RNAとか"唇"RNAとか"肝臓"RNAという具合に、特異的な蛋白質を作る設計図を提供します。各々の特異的蛋白質は特別な組み合わせによるアミノ酸で作られていますが、ここでも又、これらの蛋白質をどの様に整えるかに付いてはメチル化が重要です。損傷したメチル化はこのプロセスの両端で問題となります。－DNA側と蛋白質自身の生成の箇所です。

ミエリン化

　神経は電線の様になっていると考えて見ましょう。絶縁体が無いと、電線はショートするでしょう。同様に神経は絶縁塗装されていないと、メッセージを正確に効率的に発信できません。メチル化は神経を覆うミエリンの生成に直接結合しています。このプロセスを随鞘形成と言います。一番良く起こる随鞘形成の欠陥は抗ミエリン抗体が出来る病気である多発性硬化症です。抗ミエリン抗体は自閉症の子供によく見られます。随鞘形成にはメチル化が必要です。

　先ず、第一に、正確なメチル化なしで、神経は有髄化出来ません。二番目に、神経はウイルス感染や重金属毒性等の傷害の後で再有髄化出来ません。又、随鞘形成や再随鞘形成無しでは、神経の不正確な"刈り込み"となり、その結果、高密度に束になった過剰な配線、神経連絡の未使用、および神経信号の誤作動を引き起こします。

健康状態における
メチル化の役割

　メチル化サイクルの影響を受ける広範囲の成人疾患の役割と治療を深く掘り下げるのは、本著の領域ではありませんが、ここで簡単にこの問題について述べてみます。研究者によっては、今日一般的に良く見られるある種の成人病に関係するという理由で、この経路の特定の遺伝子に焦点を当てています。

癌

　ゲノム全体でメチル化が低下すると"全体的な低メチル化"と言います。広範囲の低メチル化は特定の反復される過度のメチル化と組み合わさった時、老化と癌の両方に関係します。腫瘍を起こす遺伝子の低メチル化（スイッチがオフで無ければいけないのにオンになっている）と腫瘍を抑制する遺伝子のメチル化（スイッチがオンで無ければいけないのにオフになっている）の両方が癌を起こす要因となります。不適切なメチル化は、エストロゲンの不活性化を不可能にし、過度のエストロゲンはホルモンに過敏な癌への感受性を増加させる原因になります。疫学的、機構的な証拠は、メチル化経路における変異が直腸結腸新生物（結腸癌）に関係し、同時に他の癌にも関係する事を示しています。

妊娠時のリスク

　メチル化サイクルを助ける為に、受胎前後にサプリメントを摂取するのは、流産、神経管欠損、その他を含む妊娠に関連する広範囲のリスクを回避するのに有効です。その様な次第で、理想的な世の中では、全ての親は、妊娠に付いて考える時、先ず遺伝子検査をし、健康的な妊娠、出産と子供を確認する為に如何なる欠陥でも補完できる様にすることでしょう。メチル化経路のMTHFr遺伝子の変異とB12を減少させる変異は、神経管欠損のリスク要因です。メチル化経路の変異、特にメチオニンシンターゼ（MTR）、メチオニンシンターゼ・レクターゼ（MTRR）とホモシステインの上昇はダウン症の子供を持つ危険があります。

　妊娠中に葉酸をサプリメントとして摂取する場合、メチル化経路の変異を考慮する

のは大事なことです。妊娠中に葉酸を使用するのは神経管欠損のリスクを減ずる助けになります。これはDNAを変える事では無く、遺伝的発現として知られるDNA発現の能力、またはエピジェネティックスを制御する効果を持つ事であり、本章を通じて論じて行きます。誤った種類の葉酸は、正しい形の葉酸の吸収と使用をブロックするので、適切な種類の葉酸を決定するニュートリジェノミックス検査は重要です。多くのサプリメントは一般的な葉酸を含有していますが、40％の人々はこれを使用出来ず、異なるタイプの葉酸を必要とします。遺伝子検査がこれを明らかにします。

老化

メチル化経路は加齢とともに機能が低下します。DNAメチル化は加齢とともに低下する事が知られています。これら加齢に関連してメチル化の機能が低下するという事は、メチル化によるT細胞の機能低下に繋がりますし、部分的には、加齢と共に起こる免疫機能低下の説明になります。加齢によりメチル化機能が低下するのは、例えば、ホモシステインのレベル増加に繋がりますし、関節炎、癌、うつ病と心臓疾患の増加をもたらします。サプリメントによる体内のメチル化のレベルの増加は、健康的生活の期間を延長する事になります。あなたのメチル化サイクルの変異を明確に知る事によって、サプリメントを特別注文することが可能となり、メチル化サイクル機能を改善して変異を避ける事に役立ちます。

感染、バクテリアとウイルス

ウイルスは非常に古いのです。――人間より前から存在していますし、進化論の見地から見ると、ウイルスは長い時間を掛けて、人間の身体をごまかす事を学習してきました。細胞の様に、ウイルスは膜を持っています。しかし基本的にウイルスは寄生物であり、膜の表面から蛋白質が突き出ていて、細胞膜から成分を奪い取り、または細胞膜に結合してしまいます。

覚えていますか、メチル化はウイルスを黙らせるのに必要です。ウイルスが体内で増加すると、重金属に取り付いて、重金属を溜めこみます。ワクチン接種と自閉症との間の相互関係の可能性を見ると、ワクチン接種により、ウイルスと金属が、新生児や発育中の赤ん坊と子供に注入されている可能性があります。自閉症の発生率が増えつつあるという事は、いくつかの理由により、この負荷に耐えられない子供の数が増えつつあるという事実を示唆しています。目的の免疫反応を促す代わりに、子供の

免疫システムは文字通り打ちのめされています。これらの反応が環境毒素への曝露が多い事によるものなのか、それとも子供のメチル化経路におけるある種の弱さによるものなのかに拘わらず、ワクチン接種の前に適正な栄養剤によるサプリメント投与する事により、増加する曝露あるいはメチル化経路の弱さを多分補正する事が出来るでしょう。この様な支援により、子供の免疫システムは、打ち負かされるのではなく、目的の免疫反応を生み出す事が出来るかもしれません。両親が子どものリスク要因を知っていれば、例えば、子供の免疫システムが既に感染や他の疾患と取り組みを始めている時など、リスクが高い時には、両親はワクチン接種を遅らせるか、あるいはワクチン接種を避けるなどの決断をすることができるかもしれません。

メチル化：後天的か先天的か

　2005年7月9日、科学ニュースの論文に以下の記事が出ています。一卵性双生児は同じDNAを持っているにも拘わらず、病気に感染し易い等のいくつもの体質の違いがあります。この研究は、一卵性双生児が生育していくと、どの遺伝子が事実上スイッチオンあるいはスイッチオフするかという事に環境が影響します。メチル基はお守りのようにDNAの腕輪に付着しています。このDNAの変異は遺伝子発現として知られており、さらに科学的な表現を使うと、後成的制御と言います。DNAの腕輪にくっ付いた"お守り"の組み合わせは環境により決定・追加され、生まれつきのDNAの変化や変異と一緒になって、その人の様々な疾患に対する感受性を引き起こします。この研究を主導した、マヌエル・エステラー博士の言葉によりますと、"人間は50％遺伝により、残り50％は環境により成り立つ"のです。

第2章　ニュートリジェノミックスとメチル化サイクル

SNP —遺伝子の変形—の紹介
<small>スニップ</small>

　本著を通じて、色々な要因の相互作用を紹介しますが、それらを一緒にすると自閉症および他の疾患の原因となるのです。ここでご紹介するプログラムが他のものと違う点は、メチル化サイクル上の主な遺伝子をニュートリジェノミックス検査を行うことで得られた、遺伝的特徴と生化学的個性に基づいて、あなたの治療方法を調整できることです。プログラム通りに進める鍵は、ニュートリジェノミックス検査の結果です。あなた、またはあなたの子供が持っている特定の変異は特定の酵素が100％正しく作動していない、という意味では無い事を覚えて下さい。これらのマーカーは潜在的な問題のリスクを示すもので、そしてそのリスクは他の環境などの因子に左右されて発現するのです。

　あなたの子供（またはあなたご自身の）の検査結果を良く知るという事は、外国語の習得と良く似ています。本書のこの部分での私の目的は、この言語をあなたにご紹介しようという事です。では始めましょう。

　ニュートリジェノミックスの検査を受けるのは、経路に沿ってどの遺伝子が一塩基遺伝子多型SNP（スニップと発音します）を持っているのかを探し出す事なのです。あなたやあなたの子供が、検査結果を見て書かれていることを理解しやすいように、これらのSNPのいくつかを簡単にご紹介します。より詳細な説明は（どの様に相互作用するか）は私の本、"遺伝子のバイパス"（Genetic Bypass）をご覧ください。又、オンラインチャットルームで最近の発見を常にアップデートしています。ですからそのサイトも同様にご覧下さい。

何故遺伝子検査をするのでしょうか？

　多くの人は、正に遺伝子の弱さを発見する怖さを、特に遺伝子検査によって効果的な治療方法が無い病気になる可能性が曝露される事を恐れます。この様な懸念は理解できますし、また私自身も、検査結果で判った事に対し積極的な対症方法が無い場合には、そのような検査を受け入れません。私は、発見された変異にどの様に対処するかが分かっている経路上の遺伝子の検査のみ信用します。この技術を持ちながら私たちの為に利用しないで放置するのは、もったいない事だと思います。私

は、この様な評価が、プログラムを進め、栄養サプリメントを使用する状況に於いて行われると思います。 言い換えればそれが単なる好奇心で行われるのではなく、治療法に合致している場合に、焦点を定めた遺伝子検査は私の見解では妥当と思います。

その様な理由で、サプリメント、RNAと他の手段を通じて遺伝子の弱さに対処する方法を明確にする為に、私は、生体分子的ニュートリジェノミックスの知識を利用して来ました。一度、特定のSNPにより影響を受けた分子経路が判ると、ニュートリジェノミックスでは、この変異を迂回して妥当な経路機能を回復する為に、栄養素、食品、天然のリボ核酸の組み合わせを使用します。このアプローチにより、あなたご自身、またはあなたの子供がお仕着せのサプリメントを（この特定な子供はこれを飲むと効果があるという様な不正確な情報で）摂取することは無くなります。遺伝子検査を行うことは、あなたの遺伝子のプロファイルを知る事だけでは無く、その知識の利点を全て利用する事を意味します。

遺伝子のアルファベット

栄養ジェノミックの検査では、遺伝子塩基の順番の変化、または私たちがよく呼ぶような"スペリング"の変化を確認する事が出来ます。これらのスペリングは科学者により使用される省略文字で、各4つの基礎の遺伝子に割り当てられたA、T、C、とG――アデニン、チミン、シトシン、とグアニン――の文字で表され、色々な方法で組み合わされます。これらの4つの塩基は特定の順列で並んでおり、体内のすべての遺伝子を作り、書き表します。この4つの塩基が一緒になって、私たちの全てのDNAを表します。

変異をどの様に確認するかを見るために、二つの個体からのDNAの小部分が一つのヌクレドチドだけで異なっているという例を検証しましょう。言い換えれば、遺伝子の配列で一つの"文字"が他と違うのです。私たちの例では、5番目の配列のCとTの間で違いが起こります。その結果、ジョアンは遺伝子配列AAGCCTAを持ち、ビルはAAGCTTAを持ちます。科学者はこのような変異を対立遺伝子と呼びます。通常のSNPは大概二つの対立遺伝子を持っています。言い方を変えると、配列にある他の全ての"文字"は安定していて、変化しません。この例では、ジョアンは一番一般的な対立遺伝子を持ち、ビルの遺伝子配列には変異があります。――SNPです。

第2章　ニュートリジェノミックスとメチル化サイクル

　あなたやあなたの子供に遺伝子配列で変異があるとどうなるのでしょう？

　この事を理解する為に、各々の遺伝子が行う作用をもっと良く検証しましょう。作用は遺伝子が影響を与える機能分野次第で違います。ある遺伝子の変異はその酵素や触媒や作用を変化させます。例として、酵素に影響を与える遺伝子の変異を見る事にしましょう。酵素は多くの仕事をします。ある種の酵素は特別な作業を行うために結合して化合物を作ります。他の酵素は生化学物質を分解するか、または他のものに変えてしまいます。酵素は又これらの作業を行うスピードと効率を制御します。例えば、朝寝ているとしましょう。ドリップ・コーヒーを入れる時、フィルターを使うのを忘れたとしましょう。その結果、コーヒーカップの中はコーヒーの粉だらけになりました。困ったことです。同様に、もし有害物質（炎症性物質ホモシステインのような）を濾すか、処理する酵素群が作業に失敗したとしたら、身体が処理出来る以上のホモシステインで一杯になってしまいます。

　生化学的作用は酵素により低下したり加速されたりします。大概の人は寝る前にカフェインを飲むと寝つきが悪くなり、興奮し過ぎを感じるでしょう。一方、ある種の人はそれを制御する生化学物質を持っています。カフェインがエネルギーを"加速させる"様に、ある種のSNPは生化学機能を加速（または減速）します。加速された活動はもっと効率的になるか、または望ましくない物質を作り出します。例えば、ある種の神経伝達物質を加速させる事により、興奮（stims）を誘発させます。一方、活動の低下も緩慢とした動きになり問題を起こします。SNPがある事を確認する事により、それを補い、作業を無事に達成できるように身体を手助けすることができます。

● スニップとメチレーション経路
ニュートリジェノミックス検査の読み方

　このサンプルを見る時、遺伝子コピーを各親から一つずつ貰い、二つのコピーがある事に注意して下さい。二つのコピーが同じであれば、それは同型と言われ、（＋／＋）または（－／－）で表示されます。いくつかの例外を除いて、これらのシンボルは両方とも特別な変異がある場合は（＋／＋）、または、両方とも変異なしの場合は（－／－）です。例えば、MTHFr C677T（＋／＋）はメチレンテトラヒドロ葉酸還元酵素の両方の遺伝子がMTHFr遺伝子の667番目の位置に変異を持つ事を意味します。そこでは通常シトシンが見つかります。この場合、チミジンがシトシンに置き換えられています。もし一つがシトシンで、他がチミジンである場合は、異型と呼ばれ、C677T（＋／－）で表示されます。

　もし、一人の人が二つの変異（同型）を持っていたとすると、その効果は一つの変異（異型）よりももっと顕著かもしれません。しかし、一つの個体が特定の変異を持つ事が、特定の活動（遺伝子により制御される）が損傷したという事を常に意味する訳ではありません。これらのマーカーは、可能な問題領域を表示する指標であり、やがてそれ自体で、あるいは他の影響によって徴候として現れる可能性があります。例えば、MTR（5-メチルテトラヒドロ葉酸ホモシステイン-S-メチル基転移酵素）遺伝子の欠損が解毒を妨げる一方で、水銀の様な毒素はMTR機能を低下させる事により効果を低下させます。すなわち、解毒効果に見合った低下を引き起こしてしまいます。どちらか一つの弊害よりも、遺伝子の変異と毒素への曝露の両方で"二重苦"の被害に合う事になります。

● 基本のSNP（遺伝子の変形＝一塩基変異多型）

あなたのまたはあなたの子供のSNPを知ることが、全ての推薦サプリメントと、このプログラムで進めて頂くステップの基礎となります。さらに、推奨サプリメントと、個々の人の反応とは相互関係があります。従って、あなたやあなたの子供のサプリメントに対する反応の評価が出来るように、どの機能分野が変異で影響を受けているのかを理解することは役に立つことです。サプリメントを、段階を経て医師や開業医と一緒に時間を掛けて少量ずつ試して行く事は重要です。

第2章 ニュートリジェノミックスとメチル化サイクル

● **CBS（シスタチオニンβ合成酵素）**

ホモシステインを主な抗活性酸素グルタチオン、に変換する助けになる酵素を制御します。特に、CBS遺伝子のある種の変異はメチル化サイクルから硫黄最終製品を作ります。特に、CBS（＋／＋或いは－／－）の同型と異型変種を持つ人は、サルファーを含有する食品（アブラナ、ガーリック、やMSMとDMPSの様なサプリメント）を成るべく取りたくないと思うでしょう。同型CBSまたは異型CBSの変異があると、どちらの場合もアンモニアを解毒する際に高いリスクがあります。（この変異は間接的に、G6PDHという酵素に影響して、血統代謝、赤血球形成と血管安定に対して悪影響を与え、易傷性、出血、毛細血管の損傷になりやすいです。）

遺伝子名	変異	結果	呼び出し符号
COMT	V158M	+/+	A
COMT	H62H	+/+	T
COMT	61	-/-	G
VDR	Taq	+/-	ヘテロ
VDR	Fok	+/-	ヘテロ
MAO A	R297R	+/+	T
ACAT	102	+/+	A
ACE	Del16	+/+	欠失
MTHFR	C677T	-/-	C
MTHFR	3	-/-	C
MTHFR	A1298C	-/-	A
MTR	A2756G	-/-	A
MTRR	A66G	+/-	ヘテロ
MTRR	H595Y	-/-	C
MTRR	K350A	-/-	A
MTRR	R415T	-/-	C
MTRR	S257T	-/-	T
MTRR	11	+/-	ヘテロ
BHMT	1	-/-	A
BHMT	2	+/-	ヘテロ
BHMT	4	+/-	ヘテロ
BHMT	8	+/+	T
AHCY	1	-/-	A
AHCY	2	-/-	T
AHCY	19	-/-	A
CBS	C699T	-/-	C
CBS	A360A	+/+	T
SUOX	S370S	-/-	サポート不要
SHMT	C1420T	+/-	ヘテロ
NOS	D298E	+/-	ヘテロ

● **COMT（カテコール-O-メチル基転移酵素）**

COMT遺伝子の主な機能はドーパミンを分解する事です。ドーパミンは神経伝

達物質であり、注目を引く役割や褒美を求める行動を取る役割を持つと見なされています。そして、COMTは積極的な行動を起こさせる様な愉快な気分にさせます。COMTは又、他の神経伝達神経であるノルエピネフリンの分解に関与します。ノルエピネフリン濃度とドーパミン濃度のバランスがADD／ADHDに関係します。さらにドーパミン濃度はパーキンソン病の様な病気には重要です。COMTは体内でエストロゲンの適切な処理に関与します。COMT（－／－）を持つ人はドーパミンを効果的に分解しますし、その様な次第で、サイクルからメチル基を消耗しますし、多くのメチル基の補給にも耐容性があります。COMT（＋／＋）という同型変異の場合、酵素は緩慢に作動し、基本的に脳内化学物質のメチル化の速度を低下させます。その個人はメチル基を最後まで使い切るという事が無いので、ある環境においては、自閉症の子供にとってこれは良いシナリオです。然し、このような変異では、メチルの供給が過剰になると、活動亢進、イライラ感、常軌を逸した行動の原因になるので、メチルを過剰に供給するのを制限するか避ける必要があります。苦痛に対して敏感である事が、COMT（＋／＋）を持つ人々と関連性がある事が最近判って来ました。

- **MTHFr（メチレンテトラヒドロ葉酸還元酵素）**

  MTHFr遺伝子はメチル化サイクルの重要な点に存在しています。機能の一つは、ホモシステインをメチオニンに変換する事で、ホモシステインのレベルを健康な状態に維持する役目を果たします。MTHFr遺伝子のいくつかの変異はホモシステインレベルを増加する方向に導き、心臓病、アルツハイマーと癌のリスクを高めます。MTHFrの他の遺伝子変異は神経伝達物質であるセロトニンとドーパミンのレベルに関与し、またBH2をBH4に変換する役割をします。

- **MTRとMTRR（メチオニンシンターゼ／メチオニンシンターゼ還元酵素）**

  これらの二つの遺伝子は、メチル化経路の重要な"長い経路"に必要なB12を共に再生し、利用し、ホモシステインをメチオニンに変換する働きをします。MTRの変異があると、この酵素がB12を早い速度で使うので、この遺伝子生成物の活性を活発化して、メチル基を枯渇させ、B12に対する必要度を高めます。MTRRは、MTRにより使用されるB12の再生を促します。この活性に影響する変異もまた、B12の必要性を増大させる事が示唆されています。

- **NOS（一酸化窒素合成酵素）**

  一酸化窒素合成酵素は、尿素サイクルの一部であるアンモニアの解毒を行います。NOS（＋／＋）を持つ人はこの酵素の活性が低下しています。NOS変異はCBSの亢進により生成されるアンモニアの増加によって、CBSの亢進の作用を更に高めます。NOSの変異は、活性酵素などの酸化種の適切な処理にも悪

影響を及ぼします。このことは、ミトコンドリアとエネルギー生成により産生される酸化種の処理に関しても重要であり、また、加齢のプロセス、および癌にかかるリスクにおいても重要です。

- SUOX（亜硫酸オキシダーゼ）
 この遺伝子の副産物は体内の亜硫酸塩を解毒するのを助けます。亜硫酸塩はメチル化サイクルの自然な副産物として生成されると同時に、食品と食品の防腐剤からも摂取されます。亜硫酸塩は又、食べ物を蒸すのに使用するボイラー水の錆と石灰の防止剤としても、食べ物のパッケージに使用されるセロファンの製造にも利用されます。色々な反応が報告されているので、FDA（食品管理局）は加工食品に使用される場合は、亜硫酸塩の使用をラベルに明記する様に義務付けました。呼吸困難は亜硫酸塩に敏感な人々にとっては最も頻繁に起こる症状です。亜硫酸塩は二酸化硫黄ガスを発生し、肺に刺激を与え、喘息を持つ人には強い喘息発作を起こさせます。SUOX（＋／−）を持つ人は硫黄を含む食品とサプリメントには十分な注意が必要です。

- ACE（アンジオテンシン変換酵素）
 技術的にはこの遺伝子の活性に影響を与える変化は、SNPではなく、欠失（SNPで起こる様な変異ではなく、むしろ塩基が欠損することを意味する）であり、それは血圧上昇の原因になります。動物研究では、この経路での不均衡は、不安感の増大と、学習と記憶の減退に相互に関係します。増大するACE活性は、腎臓が正常に働いている場合に、尿中のナトリウムの排泄を減少させ、尿中のカリウム排泄を増大させるので、体内の主要な金属バランスを狂わせます。カリウムの減少は疲労とエネルギー生産の減少に結びつきます。この反応は又ストレス反応に結びつき、慢性のストレスがあると、さらにナトリウムを保持し、カリウムの排泄を増やす結果になります。

- BHMT（ベタイン・ホモシステイン-S-メチルトランスフェラーゼ）
 この遺伝子の産物は、ホモシステインをメチオニンに転換するメチル化サイクルに通じる"近道の経路"であり、この遺伝子の副産物の活性はストレスの影響を受け、またノルエピネフリン濃度に影響を与える事によりADD／ADHDに関係します。

- SHMT（セリンヒドロキシメチルトランスフェラーゼ）
 この遺伝子の産物は、メチル化サイクルの働きを、新しいDNAの合成に必要とされる構成要素の生成に重点を置くように変化させ、ホモシステインをメチオニンに変換するプロセスから遠ざけます。
 一方、DNAの構成要素が重要である一方、この遺伝子の製品を制御する能力

に影響を与え、また、メチル化サイクルの微妙なバランスを阻害する変異があると、ホモシステインの蓄積や体内の他の中間物質のアンバランスの原因になります。

- **AHCY 1、2、19（S―アデノシルホモシステイン・ヒドロラーゼ）**
  これらの遺伝子の副産物は、経路部分を介してメチオニンをホモシステインに変換する活性を促進し、ホモシステインとアンモニアのレベルに影響を与えます。従って、AHCYの変異はそれらの活性を制限し、CBSの上方制御効果を減じ、タウリンのレベルが上昇させずに中程度に留めます。

- **ACAT 102（アセチル CoA アセチルトランスフェラーゼ 102）**
  この遺伝子副産物は脂質のバランスに貢献し、過度のコレステロールの蓄積を防ぐ働きがあります。ACATは又、蛋白質、脂肪、炭水化物（食べ物から）をエネルギーに変換するのを助ける事により、エネルギーの産生に関与します。その結果、ACAT変異は脂質バランス、コレステロールレベル、とエネルギーレベルに影響を与え、又、メチル化サイクルの周辺の回り道で必要とされるB12を消耗するかもしれません。

- **PEMT（ホスファチジルエタノールアミン N-メチル基転移酵素）**
  この遺伝子はメチル化サイクルとエストロゲンの接点です。自閉症に使われるプログラムの修正型が、男性より女性に多い慢性疲労症候群に効果があるかもしれないという報告があります。さらに、メチル化サイクルで、PEMTはホスファチジルエタノールアミンをホスファチジルコリンに変換する事を助けます。なお、PEMTは活動にはメチル供与体が必要なので、メチル化サイクルのアンバランスに影響し、また影響されます。

ご心配なく！　これらの事を、メモをお取りになる必要はありません。プログラムを進めて頂くとこれらの事を何回も聞くことになります。　――そうしている内に、特に、検査を受けられると決められたら（あなたの子供さんの為かあなたの為に）そしてプログラムを勉強されたならば、耳慣れた話に聞こえる様になるでしょう。

　ニュートリジェノミックスにようこそ！

　第2部では、今までに築いてきた基礎的な理解を利用し、このプログラムをさらに進めるには、この情報をどの様に使えばよいかをお教えしましょう。

第3章　安全な解毒の促進

　神経系炎症から生じる疾病に取り組む時、私たちは、下記の様な要因の相互作用を考慮しなければなりません。

- 効率的な機能を弱体化させる遺伝因子
- 重金属の負荷を含む環境要因
- 病原菌

遺伝的要因

　前の章で、私たちは、主な遺伝子突然変異を栄養補給剤を用いて回避する科学であるニュートリジェノミックスを、どのように有効に利用することができるか議論しました。私のプログラムの基本は、栄養補給剤を用いてメチル化サイクル（体の主要な機能に影響を与える分子生物学的な栄養経路）に役立てることです。私たちが見てきたように、自閉症や自閉症スペクトル障害の子どもたちや慢性疾患に苦しむ多くの成人によく見られる変異が存在する状態では、メチル化経路は広範囲の機能を実行するために必要なメチル基を生産することができません。

環境要因

　前世紀は化学の黄金時代でした。白い上着を着て研究所で働く科学者は、次から次へと連続して新しい物質を合成しました。私も職業に就いたばかりの頃は、そのような科学者のうちの１人だったので、よく知っています。今では食物、農業、健康や美容、医療で毎日広く使われている多くの製品、および私たちのオフィス、工場および家庭で使われている多くの製品は、化学の世界でこのような革命が起こる前には存在しませんでした。その結果、人間や動物および地球自体が、様々な新しい物質にさらされ、その上、私たちが一生の間それらの物質をどの位吸収するのか、あるいは、私たちの体の中にどれくらい蓄積されているのか記録を取ることも行っていません。このような新しい化学薬品の多くは安全性の確認のためにある種類のテストは受けていますが、通常は、これらの安全性評価はひとつずつ行われています。その結果、多数の毒素を同時に体に取り込んだ時の体への影響を評価していませんし、複数の毒素がどの様な相互作用を引き起こすのかの研究もなされていません。

目に見えない負担

　予期しない複数の化学薬品の相乗効果によって今迄にない相互作用が起きた場合、それが潜在的に問題であるのはなぜでしょうか？　例えて言えば、漂白剤を含む家庭用洗剤は、もし正しく使用すればかなり安全と言えます。またアンモニアを含んでいるクリーナーも同様です。しかし、その２つを混合すれば、何が起こるでしょうか？　そうです。クロラミン・ガスが発生します。そのガスを吸入すると、腐食性で、あなたの呼吸器官を実際に傷つける可能性があります。

　科学的な研究のほとんどは、特定成分またはその製品自体の安全性だけを考えることを目的としており、それ以上のことを検討しません。その結果、研究では、ある成分が他の原料の成分とどのような相互作用を起こすのかについて評価することは稀です。ある製品か成分を「研究した」と聞くと、私たちはその安全性が保証されていると思い込む傾向があります。しかし、ほとんどの安全性評価では、管理されている実験室環境の外部で実際に生じる様々な相互作用のことを考慮していません。その結果、我々が曝露を受けている新しい成分が総合された場合に、それが体に与え

る影響について解明されていないことが数多くあります。

　しかし、私たちの体は分かるのです。そして症状などを発症させることで、体の処理能力を越えていることを私たちに知らせるのです。
　米国で、単一の明白な原因がない慢性症状の増加率が上昇していることは、多くの人が、生涯にわたって処理出来る量を越えた毒素を蓄積し、それらの毒素は、予想外の相互作用を起こしていることを示す指標かもしれません。そのため、私は、自閉症の子どもが炭鉱の中のカナリアに似ているとよくお話するのです。実際、私のウェブサイト上のロゴのシンボルにカナリアを選んだのは、子どもたちに対する尊敬の念から、また私たちの子どもたちが炭鉱のカナリアとしての役割を果たすことを許してはいけないことを常に思い出すためです。この小さな鳥が、致死性ガスである一酸化炭素に早く気付くことから、昔、鉱夫はカナリアを採掘坑へ連れて行きました。同じように、自閉症の子どもは若くて損傷を受けやすいので、多くの成人が持っている毒素でもその濃度上昇の影響を最初に受けてしまうのです。

　私たちが取り組もうとしている重要な毒素をいくつか見てみましょう。

重要な環境毒素

　私たちの環境は、1950年代以来著しく変化しました。世界的な産業化で、有害金属の環境濃度が著しく増加しました。鉛、水銀、ヒ素およびカドミウムなどは、最適な健康と長寿に必要とされ推薦されている濃度よりもはるかに高い濃度で私たちの体に蓄積されていることが現在は判明しています。

　今日、地球上のどこの場所であっても、検査した人骨の鉛濃度は4世紀前より1000倍も高いのです。過剰レベルの鉛は多くの点で問題を引き起こします。過去30年間に、疫学研究は、連続して鉛濃度を低下させた場合でも、子どものIQと血中鉛濃度との間に逆の関係が成り立つことを実証しました。これを受けて、米国疾病対策予防センター（CDC）は、血中鉛濃度の増加の定義を繰り返し低くしています。現在は、1デシリットル当たり10μg（1リットル当たり0.483μmol）です。そのような低濃度でも関連性が見られるという事実は、安全な血中鉛濃度というものはないことを示唆しています。
　水銀は低レベルで曝露されただけでも神経毒性を有します。年間63万人以上の赤ちゃんが、安全とは言えない高濃度の水銀を体内に抱えて生れてくるのです。石炭

火力発電所は、電力用石炭を燃焼させるだけで、単独で毎年50トン以上の水銀を空中へ排出しています。水銀は、さらに一部のワクチンの防腐剤として使われて体内に入ります。

　アルミニウムは、消化管に集まり複製するという細菌の性質を増大させます。水銀、鉛、特にアルミニウムは、さらにBH2を再利用してBH4へ戻すことを助ける重要な酵素であるDHPRを抑制します。BH4の濃度が不適切だと神経伝達物質ドーパミンおよびセロトニンの欠乏が生じて、気分の浮き沈み、振る舞い、集中力および言葉に影響を与えるので、BH4の濃度は重要です。

　ヒ素は、癌、心臓病および神経系の疾患を発症させる危険性を高める可能性があるので、極めて有毒です。残念なことに、今では、商業的に飼育される一部の鶏の餌に添加されています。他の既知の発癌物質の一つであるカドミウムは、電池や埋め立て地などによって環境へ滲出します。カドミウムは今、骨粗鬆症と高血圧症に関与することが認められています。

　私たちは、これらの金属が体の一連の作用に与える影響について後で詳しく考察していきます。

　一部の人々は、重金属が健康に与える悪影響に疑念を持っています。一部の研究では、有害金属の曝露と一部の健康状態との間の相関関係を見つけることができていません。他方においては、安全な金属濃度と有毒な金属濃度の違いについて、様々な政府機関や専門家の中にさえ意見の一致が見られていません。このような意見の相違は歯科を訪れたときに経験することがあります。一部の歯科医たちは、水銀アマルガムの詰め物を注意深く除去することを強く勧め、他の歯科医たちはその行為を嘲笑い、アマルガムが絶対に安全であるとあなたに保証するでしょう。たとえ、重金属曝露の増加による健康への危険性が広く研究されているとは言えなくても、医学文献を研究している多くの医者と同様に、私も、有害金属が、私たちが今直面する変性疾患の大流行に最も関与している要因であることを示す多くの証拠を見ています。実際、鉛、ヒ素、水銀およびカドミウムは昔からずっと人間の健康に重大な影響があることが知られています。私たちの時代に、重金属の有毒作用の特徴が良く分かってきました。ミシガン大学に提出された論文の中でマイリ・ポウル博士は下記のように述べています。

第3章　安全な解毒の促進

●有害金属および神経系炎症

　過剰な重金属を蓄積することはどのように健康にマイナス影響を与えるのでしょうか？　私が本書の前述の章で述べたように、私の見解では、自閉症および多数の他の障害は慢性の神経系炎症の基礎症状に起因します。神経系炎症の症状には次のものが含まれます。

(1) さまざまな危険要因

> 発作，錯乱，うつ病，怒りの気分の変動，過敏性，不注意，攻撃性，疲労，強迫性障害的行動，問題解決能力の不足，憂慮すべき思考，恐れ，妄想，不安，集中力の欠如，うつ病性障害，頭にもやが懸った様な状態，精神障害，記憶喪失，不眠症，誤った判断

　通常ヘルスケアに対する予防手段として、被害を受けるリスクがある人々の毒素負荷を評価、制限、軽減する方法があります。しかし、包括的にあるいは規則的に、有害金属の負荷や害に対する個々の感受性を検査することは通常は行いません。また、あらゆる曝露源を考慮に入れるような検査も標準的には行われていません。現在も続いている私の研究および臨床医療を通じて、私は危険要因、曝露レベルおよび症状の相互作用についてますます理解を深めています。体に蓄積された重金属が健康のアンバランスに果たす役割についてここでは基本的な知識だけを述べていますが、これを理解することは、第2部で推奨している治療法の理論的根拠を理解する上で重要です。

　解毒は自然な体内の作用ですが、ポウル博士は体内の作用について次ように述べています。「体の解毒経路で処分できる以上の速度で、重金属が体内組織に侵入し蓄積されると、これらの毒素は徐々に蓄積されるようになります。高濃度曝露によって体内の毒性状態を引き起こさせる必要はないのです。それは、重金属が、体内組織で蓄積し時間とともに毒性濃度のレベルに達する可能性があるからです。」

　私たちが成功裡に解毒することができない場合、体は毒素を排泄するためにあらゆる方法を見つけようとするでしょう。例えば、毒素は、発疹によって皮膚を通り抜けて排出します。（腸に存在する）免疫系が必死に反応しようとするので、毒素の負荷がさらに消化不良のような機能障害を引き起こす場合があります。あるいは、体は脂

肪、脳、DNAあるいは他の細胞に毒素を貯蔵するかもしれません。そして、不運にも、私たちは毒素の存在に気づかない可能性があります。

　幸運にも、自然療法および関連のホリスティック療法は、消化管や他の器官（腎臓、肝臓、肺および皮膚）の機能を助ける広範囲な施術（大腸洗浄、皮膚ブラッシング、サウナ、サプリメントなど）を用いて体の解毒作用を助ける方法を見つけました。

　私の治療法以外にも、金属キレート化（一般に用いられている物質であるDMPSのような活性化剤による金属の除去）を強調する治療方法が多くあります。このうち一部の治療方法は、自閉症の症状の回復に役立つことが分かりました。また、あまり役立たないものもあります。このため、金属の解毒について独自の治療法を構築し、一歩先に進む必要性を感じました。この治療法は、ウイルスと細菌によって封鎖されているかもしれない金属を、私たちが標的にすることを可能にします。この方法を使用した親たちは、臨床的改善と同時に、有害金属の尿排泄および便経路排泄の著しい増加を報告しています。これらの結果は、慢性感染症が多くの有害金属の隔離を助けるので、ほぼ全てのキレート剤は有害金属の除去には適さないという推測を裏付けています。

メチル化の解毒における役割

　解毒に対する私のアプローチの鍵はメチル化サイクルを助けることに関係しています。適切なメチル化で、私たちは容易に解毒することができますし、メチル化しないと、私たちが解毒することは難しくなります。遺伝経路の変異によって身体の解毒機能が妨げられると、私たちは、金属を持ち続け、細胞や組織およびDNAに貯蔵し、その結果、貯蔵された金属の負荷は一連の健康問題を引き起こします。私が本書で紹介するプログラムの中で重要な目的の一つは、メチル化サイクルに影響を与える遺伝子変異を回避してメチル化の機能を最適化することです。一旦私たちが適切なメチル化を回復すれば、体は金属および他の有害物質を容易に排出することができます。

第3章　安全な解毒の促進

●病原菌

私たちが取り組むべき物質は、金属負荷だけではありません。金属に加えて、細菌、ウイルス、寄生虫および菌類などあらゆる種類の微生物があります。今日人々が体内で多くの慢性の細菌感染やウイルス感染を同時に抱えていることも珍しくありません。抗生物質および積極的なワクチン接種プログラムが存在するにもかかわらず、感染性疾患はここ数十年間で、前にも増して複雑になってきました。

抗生物質：使用と病気の因果関係

2004年に、ジャーナル・オブ・アメリカン・メディカル・アソシエーション（JAMA）は、抗生物質の使用と乳癌増加の危険性を関連付けています。さらに同年にニューイングランド・ジ・ジャーナル・オブ・メディシンは、抗生物質の使用と心臓病の危険性の増加には関連がある、と発表しています。

しかし、抗生物質の使用が癌や心臓病の原因であると断定できるのでしょうか？　私は、抗生物質によって症状が改善するということは、その患者の体内における慢性的な細菌感染の存在を示しているものと、強く考えます。体内における細菌の蓄積が、体内に有害金属を持ち続けることを助長するのかもしれません。私の見解では、推論ではありますが、慢性の細菌感染および金属が結びつき、癌または心臓病を増幅させている可能性があります。

従って、抗生物質の使用自体が問題なのではなく、それは、何らかの問題があることを示す徴候かもしれません。乳癌および心臓病の増加は、自閉症に認められるのと同様に、慢性の細菌感染や体内への金属保持と関係がある可能性があります（実際、私たちが自閉症で検査した場合と同じ一塩基多型（SNP）が心臓病や癌のリスクに関係していることが分かっています）。

このような複合的な相互作用を考えると、抗生物質を服用するだけでは健康の回復に十分ではないことと同様に、単に抗生物質を使用しないことが特定の病気への発症リスクを回避する事になるのかどうか、疑問が持たれます。

このことについては、医師のみならず一般の人々も、本当の原因についてより深い知識を得たいと願うでしょう。根本的な問題に包括的に取り組まなかった場合に生じる健康リスクについて、さらに理解を深める必要があります。

何らかの症状のある患者が、抗生物質を頻繁に使用する必要があるとしたら、私の見解では、その人の有害金属の排泄、体内細菌の負荷および遺伝的特性を調べるべきである、という合図だと考えます。

最も頻繁に見られる細菌の一部を見てみましょう。このような細菌には連鎖球菌、腸細菌、および私たちが予防接種によって受ける可能性があるウイルス負荷が含まれます。

連鎖球菌と腸細菌

多くの女性は、いつの間にか低レベルの連鎖球菌に感染している場合があります。新生児が子宮内で曝される連鎖球菌は、蓄積されて慢性細菌感染へと進むのです。連鎖球菌感染（およびその治療に使用される抗生物）は、腸の膜透過性を増加させ腸管壁漏に結びつく場合があります。連鎖球菌は、さらには強迫性障害（OCD）と顔面筋痙攣のような、様々な運動および行動障害を引き起こす場合があります。腸管壁漏は、体内で最も効力のある酸化防止剤であり、且つウイルスに対する重要な防御でもあるグルタチオンの欠乏をしばしば伴います。連鎖球菌感染はグルタミン酸塩レベルが高くグルタチオンレベルが低い環境の中で活発化します。グルタチオンが欠乏すると連鎖球菌レベルが益々上昇し、それがまたグルタチオンの欠乏へと作用します。前述の章で、メチル化サイクル機能の低下がグルタチオン濃度の減少を引き起こすかもしれないことを述べたことを思い出して下さい。

高いグルタミン酸塩 ↑　低いグルタチオン ↓
⇒連鎖球菌感染の発症リスク↑ 腸管壁漏の発祥リスク↑
⇒グルタチオンの低下 ↓

ここでもまた、私たちは、多因子性の相互作用によって複雑な疾患が生じることに気付きます。以前には、興奮毒素としてのグルタミン酸塩の役割に関してお話しました。ここでは、細菌感染に関して果たすグルタミン酸塩の役割を見てみましょう。本書およびこのプログラムに役立つ他の資料を読むと、多様な要因が一体となって健康アンバランスの発生を手助けするというこのパターンに絶えず遭遇することになるでしょう。

さらに、メチル化サイクルが、免疫系の適切な機能に果たす役割を思い出してください。一般に、細菌は、B細胞性免疫反応を誘発し、ウイルスはT細胞免疫反応を誘発します。しかし、連鎖球菌に対しては、免疫系は、B細胞とT細胞の両方に関与して、重大な炎症反応を引き起こします。そのため慢性の連鎖球菌感染は、T細胞とB細胞の両方を消耗し、免疫反応の消耗と慢性感染症という悪循環を発生させる可能

第3章　安全な解毒の促進

性があります。メチル化サイクルに変異を持つ人の場合、不十分なメチル化によってT細胞とB細胞のバランスが害される場合があるので、この問題が悪化する可能性があります。

　持続性の場合は、連鎖球菌感染が自己免疫反応および心臓や基底核や消化管を含む体の様々な領域に対する炎症反応に結びつく場合があります。

予防接種が誘発するウイルス負荷

　予防接種は、麻疹、耳下腺炎（おたふく）および風疹感染症のような重大な疾患を防ぐことを目的とします。このような疾患は、最悪の場合には脳損傷、聴覚障害、失明、光過敏性および神経毒性を引き起こす場合があります。ワクチンがこの数年で効率が低下してきたため、ワクチン製造会社はワクチンのウイルス量を増加させることで穴埋めしようとしましたが、そのことで、慢性のウイルス感染の危険性を高めるかもしれません。MMR（麻疹、耳下腺炎、風疹）ワクチンの成分はレトロウイルスのように作用する可能性があり、私たちの遺伝子に自分の遺伝子情報を挿入します。ウイルスの複製プロセス中に、これらのRNAウイルスは、自分の目的のために私たちの細胞の資源を奪い取ります。特に私たちの細胞の核酸を使ってRNAウイルス自身を複製し、そのプロセスの中で重要な細胞機能の多くを抑制し、最終的に細胞死を引き起こします。細胞が死ぬ場合は、ウイルスは体内へ排出され、感染症をまん延させます。細胞が死なない場合、ウイルスは慢性感染症として細胞内に残ります。

複合的要因は、ワクチンに含まれるウイルスに反応して慢性のウイルス感染症の発症の原因になります。要因としては次のものを含みます。

- 正常な腸内細菌叢の不足
- 炎症性メディエータである腫瘍壊死因子アルファ（TNFα）レベルの上昇
- メチル化サイクルの変異
- 重金属毒性
- 連鎖球菌感染によるグルタチオンの枯渇

上述の病態を持った子どもが予防接種を受けると、この患者集団で頻繁に見られるような様々な慢性ウイルス感染症および腸のトラブルの発症の危険性が高まる可能性があります。

ヘルペス・ウイルス

水痘（水痘帯状疱疹、あるいは帯状疱疹）あるいは人間のヘルペス・ウイルス6（HHV6）のようなDNAベースのウイルスは、症状を悪化させる可能性があります。自閉症への疱疹の影響については複数の研究者が述べています。HHV6はまた、多発性硬化症の脱髄性症状にも関係します。最近では、HHV6は、発作活動と直接関連していることが判明しています。水痘は特に妊娠中に、神経損傷を引き起こすことが知られています。MMRの場合と同様に、水痘ワクチンは弱毒化生ウイルスを含んでおり、そのウイルスが慢性感染症を発症させる可能性があります。水痘帯状疱疹ウイルスのDNAを抱える細胞は重金属を蓄積しがちです。自閉症において疱疹や他のDNAベースのウイルスが果たす役割については、さらなる調査を必要とします。

他の慢性ウイルス感染

他のウイルスの一部は、CMV（サイトメガロウイルス）、EBV（エプスタイン・バー・ウイルス）およびRSV（呼吸器合胞体ウイルス）を含む神経系炎症に関与しています。これらのウイルスは、重金属保持を悪化させることで自閉症の病状に寄与するのかもしれません。どのタイプのウイルスであっても（非定型ウイルス感染でさえ）自閉症に関係することがあり得ます。時には「ステルスウイルス」と呼ばれる非定型ウイルスは、免疫系を回避し、慢性感染症に結びつくことがあります。ウイルス感染はさらに自己反応性のT細胞を活性化させて自己免疫反応を引き起こす可能性があります。

微生物と金属

私たちは、個々の微生物に注目することに加えて、微生物の負荷を増やすような総合的な状況を理解し考慮する必要があります。

何が微生物を異常増殖させるのでしょうか？ ちょうどシロアリが腐りかけている樹木に侵入するように、広範囲な体のアンバランスは日和見菌が繁殖する原因になります。 個々の微生物を追い詰めて死に至らしめるだけでは十分ではないかもしれません。 私たちは、それどころか、健康とバランスを損なう要因をすべて検討して、微生物の過度な繁殖にあまり適さないような環境を築く必要があると考えます。そのため、このプログラムは健康状態を強化しバランスを取るような措置を段階を踏んで進めるように作成されています。私たちは、特定の微生物もターゲットとする栄養補給

第3章　安全な解毒の促進

（サプリメントによって）を導入すると同時に健康的な腸全体の環境を構築するのに役立つサプリメントも導入します。

人々は、健康に十分気を付けている時でさえ、病気に罹ることがあります。しかし、安全対策を取ることで、家に侵入者が入る危険性を減じることが出来るように、適切な健康維持の手段を取ることで、私たちも日和見菌の侵入の危険性を減少させることが出来ます。

多い微生物 ↑
多い金属 ↑　⇒ 低くなる免疫の関係 ↓

事実、慢性感染症は、有害金属が体内に隠れるのを助ける一方、従来のキレート剤は有害金属を有効に除去することができません。私たちが知っているように、封鎖された金属は「隠れており」、測定することができないので、検査では金属レベルがごく微量であるという結果が出る場合があり、金属の蓄積量は問題ないと人々が誤解する可能性があります。

キレートする場合に遺伝的特徴を明らかにする

金属を除去することを目標とする様々な種類のプログラムがありますが、これらのプログラムの中には、金属の排出を活性化できるものもあれば、活性化できないものもあります。自閉症児の両親は、一般に使用されているキレート剤の中には、一部の子どもに有効なものもあると報告しています。しかし、遺伝子変異の結果、同じキレート剤の摂取が他の子どもにとって許容できない場合や良い結果が出ない場合があります。そのため、私の見解では、最初に遺伝子分析を行うことが安全な解毒の基本だと考えます。

プログラムを使った多くの人々が、まず遺伝的弱点を調べ、次いで慢性感染症の除去を行うと、体から金属も解毒されることが分かりました。細菌、酵母菌、寄生虫およびウイルスの除去を促進するプロトコールを実施すると、それに対応して体内からの有害金属の排出を認めることができます。これは生化学検査で確認し追跡することができます。さらに重大なことは、多くの実例で両親は、微生物の除去および金属の排出と共に、しばしば子どもの症状が劇的に改善したことを報告しているのです。もちろんこれが極めて大事なのです。

要約すると、このプログラムの全体的な目的は、体が微生物と金属の両方を排出できるように解毒の経路をサポートすることです。

私たちの遺伝的特徴と環境との決定的な相互作用に関して詳しく学習するために、再びメチル化サイクルに目を向けてみましょう。

メタル／微生物保持の根源

微生物が体内で足場を確保するには、いくつかの方法があります。前の章で述べたように、適切なメチル化機能は、他の生体内作用と同様に解毒を成功に導く鍵です。私たちはメチル化機能を助けることで、体に備わった自然の能力を最適化し解毒を行い、最終的には、体内の有害な微生物を減少させ、有害金属の濃度を低下させます。ここで、メチル化が金属と微生物の貯留の制御を助ける様々な方法の一部を紹介しましょう。

(1) メチル化は、免疫系のT細胞の産生に寄与します。

適切なメチル化が無いと、体に十分なT細胞が無くなり、異物に対する免疫系防御機能が損なわれるかもしれません。

(2) メチル化はウイルス増殖を制御します。

メチル化機能は私たちがウイルスを封じる手助けをします。すなわち、ウイルスを不活性化して、害が少ない状態で体内に持ち続けます。ウイルスが不活発な場合、ウイルスはまだ体内に存在するものの、発現や増殖はせず、健康問題も引き起こしません。

(3) メチル化は、メタロチオネン (MT) の管理を助けます。

ウイルス感染がメタロチオネン (MT) タンパク質の量の上昇を引き起こす場合があることが確認されています。MTタンパク質は、水銀を含む重金属を解毒し、かつ体内の銅および亜鉛のバランスを保つことに役立ちます。しかし、細胞内シグナルへの応答に起因するMTタンパク質と異なり、ウイルス感染への応答に起因するMTタンパク質は細胞内の金属を封鎖するように作用する可能性があります。

第3章　安全な解毒の促進

　ウイルスは寄生虫と同種ですから、ウイルスがメタロチオネンを上方に調節して金属の保持に協力するのは、メタロチオネンを支援するのではなく免疫系を弱体化させるため、つまりウイルスが自分自身を助けるためなのです。贈り物であるように見せかけて、実は正反対なので、私はこれをトロイの木馬の戦略と呼びます。ウイルスは言いかえれば、金属を体外へ排泄するのを助けるのが目的であるメタロチオネン（MT）タンパク質を得て、正にその同じメタロチオネンタンパク質を使って、金属を抱合させ免疫系を弱めるように作用させ、自分のために快適な家を作るのです。

　これによって、自閉症の子どもに観察されるメタロチオネン濃度の低下を説明できるかもしれません。これが実際の筋書きであるならば、さらに、自閉症の子どもから重金属を取り除く難しさについても説明できるかもしれません。体から完全に重金属を取り除くには、最初に慢性のウイルスを除去することが必要となるでしょう。

　ニュートリジェノミックス・テストを通じてメチル化経路の変異を同定し、標的のサプリメントを用いてその遺伝子変異を回避し、メチル化を最適化できれば、私たちは体の解毒経路を回復して、その結果微生物と金属を排出することができるのです。

　そのため、私が推奨する健康維持プログラムは段階的な方法で進めていくものであり、いずれのステップも省略しないことが重要なのです。この様な方法を取ることで毒素を完全に、また徹底的に排出可能とするだけでなく、後退症状を最小限に抑えることができます…。もちろん、後退症状と症状のぶり返しは治療過程の一部かもしれません。

　メチル化サイクルをサポートした後に、主要なサプリメントを使用して解毒を実施し、微生物の異常繁殖に取り組みますが、このことは本書の第2部で再び取り上げます。そして、私たちは生化学検査を行うことで解毒プロセスを追跡することができます。成人も子どももそれぞれ個性があるので、全ての人は誰でも治療と回復に関して個々の過程を持っているのです。

高い毒素 ↑
高いノルエピネフリン ↑　⇒低くなる集中力 ↓

　鉛はヘム合成を妨げエネルギー量を減少させます。ヘム分子（中心に鉄の原子を持つ）は、蛋白質の生物学的活動を支える蛋白質の非アミノ酸成分です。ヘムはさらに血液中の酸素をしっかり捕まえておく役割を担うヘモグロビンの成分です。酸素供給が低下すると、エネルギー量に重大な影響を与える可能性があり、疲労の要因かもしれません。また、ヘムが無い場合は、体はシトクロムを作ることができません。細胞のエネルギー工場であるミトコンドリアの細胞膜は通常は

多くのシトクロムを含みますが、シトクロムはミトコンドリアを出入りする電子の伝達に必要とされています。その結果、鉛濃度が高いと、シトクロムに対する鉛の影響や酸素供給に対する鉛の影響によってエネルギーレベルを減少させる傾向があると考えられます。自閉症の多くの子どもが、エネルギーに関する問題を持っています。さらに、慢性疲労、結合組織炎および筋緊張の低下にもエネルギーの問題が関係します。鉛は、以前に検討したアルミニウムと同様にこの面で非常に重要な問題となります。

鉛は、グルタミン酸塩をガンマアミノ酪酸（GABA）に変換するグルタミン酸脱炭酸酵素（GAD）に干渉します。ガンマアミノ酪酸（GABA）は、中枢神経系の主な抑制性（鎮静性）神経伝達物質です。グルタミン酸塩が GABA に変換されない場合、グルタミン酸塩レベルの上昇は発作および細胞死を引き起こす場合があり、またグルタミン酸塩レベルが上昇すると、低用量の水銀でさえ有毒になります。

鉛↑　　　　　　　　　　　　　　　　　　　　　　　グルタミン酸塩↑
　　　⇒ シトクロム↓ ⇒ エネルギー↓ ⇒
ヘム↓　　　　　　　　　　　　　　　　　　　　　　神経系炎症↑

　私たちが今迄に検討してきたように、また、第2部でより詳細に述べているように、アミノ酸グルタミン酸塩は、興奮毒素として作用し、ニューロンを過剰に刺激し神経細胞死を引き起こします。

　このような理由から、グルタミン酸塩を増加させる要因（一般的な食品およびサプリメントの多くを含む）をすべて制限することが、このプログラムの要です。さらに、グルタミン酸量が低下する（そして補足的な神経伝達物質（GABA）とのバランスが取れている）場合、両親はしばしば興奮（stims）が減少することを報告しています。もし自閉症の子どもにこのプログラムの他の提案を実践しない場合でも、グルタミン酸塩を増加させる食物の除去だけは重要です。

STIMSとは何でしょうか？

　神経興奮（Stims）とは、一つ以上の感覚を規則的に自己刺激することで生じる反復的な身体運動のことです。

　スティミング（stimming）の一般的な形体は、手を叩く、体を回転させる、体の揺動、玩具または他の物体を整列または回転させること、他人の言葉をそのまま繰り返すこと、固執、語句の機械的反復などの動きを含みます。神経学的機能が正常な小児の場合でも約10％近くが、神経興奮（Stims）を示します。

メチル化の低下 ↓
T細胞の低下 ↓ ⇒ ヒスタミンの増大 ↑ 炎症の増大 ↑

　グルタミン酸塩がない場合でも、ニューロンが水銀への曝露によって影響を受けることが示されました。しかし、グルタミン酸塩が認められる場合、水銀がより有毒になるということも分かっています。そして金属と微生物が共に作用することによって誘発される負の相互作用のループが加わると、グルタミン酸塩レベルは、感染症によって上昇する可能性もあります。例えば、風疹（MMRワクチンから）に反応して生じる自己抗体は、グルタミン酸塩レベルを低く保つ酵素の機能を一時的に抑止する可能性があるのです。従って、このプログラムの別の目標は、グルタミン酸塩を減少させることです。

感染症 ↑ ⇒ グルタミン酸塩 ↑
　　　　　　水銀毒性 ↑

　私が以前に述べたように、アルミニウムはウイルスよりもむしろ細菌と密接に関連するように見えます。過剰な連鎖球菌または他の好ましくない腸細菌は、アルミニウム貯留に寄与します。特定の状況では、アルミニウムは、言語発達に重要である可能性があるBH4と呼ばれる身体の構成要素の再生を阻害します。アルミニウムはまた、アセチルコリンエステラーゼ（神経伝達物質アセチルコリンを調整する触媒）の活性を阻害します。アセチルコリンエステラーゼでアセチルコリンを分解することができない場合、過剰な刺激またはけん怠が生じる可能性があります。(すなわち、この場合、そのレセプタ部位の位置によって、同じ分子（アセチルコリン）が刺激と鎮静の両方の原因になるからです。)体内のアルミニウム貯蔵は、また、代謝とエネルギーレベルを支配している甲状腺機能にも影響を及ぼすかもしれません。アルミニウムはまた、クレブス・クエン酸回路の機能の正常化にも干渉するので、エネルギーに関しては二重の脅威となります。私の経験では、多くの女性にかなり高い水準でアルミニウムと慢性細菌感染症が見られます。女性の間で慢性疲労が蔓延しているのは、高いアルミニウム濃度に関連している可能性があるのです。さらに女性において、細菌とアルミニウムのこの関係が、メチル化サイクルの変異と結合され、乳癌の罹患率に一役担うこともあるかもしれません。

解毒の追跡

　解毒と機能の回復との関係は、直線的な上り勾配というわけにはいきません。そうではなく、私たちがしばしば目にするのは、前進し、少し後退し、更にまた前進し、少し後退し、それが繰り返されます。そういうわけで、わずかな後退が見られる局面で私たちが目にした行動の変化、例えばサプリメントが特定の子どもに合わないことが原因であるとか、または、一時的な解毒の副作用によるものであり、もうすぐ大きな進展が見られるなど、が確認できるような何らかの手段を持つことが重要です。

　両親と開業医がそのような主観的判断ができるように基準を提供し、ならびに摂取するサプリメントの調整、治療の途中経過の監視、進展の確認をおこなうために、プログラムの特定の時期で実施する定期的な生化学検査は、大きな情報源でありこのプログラムの不可欠な部分となっています。検査方法と検査の読み取り方法については第2部で詳しく説明しますが、今は、私が何千もの検査結果から得た知識の一部を皆さんと共有したいと思います。

金属除去のパターン

　全ての金属が皆同じ速さで体外へ排出されるとは限りません。これは、料金所で整列して通過を待っている車のようなものです。様々な人の検査結果を次々と見ていくと、概して以下の連鎖が起こることが分かります。すなわち、カドミウムは通常、鉛より先に排出されます。ニッケルは、通常、水銀に先駆けて排出されますが、これも個人によって変化する可能性があります。一部の人はアルミニウム排出の兆候を示さないにもかかわらず、一旦他の金属が排出され始めると、アルミニウムが排出され始めることがあります。同様に、何ら水銀の排出が見られない場合でも、抱合された金属が排出されるにつれて、突然、高レベルの水銀は現れ始めることもあります。

　抗体価によって示される子どものウイルス量が非常に高い場合、たとえ金属排出検査で検出されないとしても、子どもが金属を持っている可能性があります。例えば、私たちのプログラムを始めた深刻な自閉症の子どもの一人は、私たちの処に来る前に尿経路の重金属負荷検査を受けていました。この種の検査をよく知らない読者のために説明すると、尿負荷検査とは、解毒の製剤を与えて重金属の尿中排泄を「引き起こす」検査のことを言います。このような様々な検査にもかかわらず、この子ども

の検査結果では水銀の排泄が示されませんでした。従って、彼の重金属の量が低いので、重金属が彼の自閉症の要因ではないという結論が出ました。この自閉症児の家族は何人かの医師の診察を受けたので、同じようなことが長い期間にわたって何回も繰り返されました。解毒の分野で十分訓練された専門家達は皆、水銀が男の子の疾患の原因ではないと考えたのです。しかし彼が私たちのプログラムを開始して間もなく、体内の慢性のウイルスの治療を始めたところ、驚いたことに、検査結果に水銀が認められたのです。そして、立て続けに多くの水銀が排泄されました。

　子どもの中には大量の金属を排出する直前に最悪の後退症状を示す子がいます。またある子どもたちは、金属の排出が最大になる時に後退症状が最悪な状態になり、金属の排出が終わるまで後退症状が穏やかになりません。3番めのグループの子どもたちは、クレアチニン濃度が増加する時に最悪の行動を取るようになります。

　クレアチニンレベルの増加は、時間と共にウイルス排出の増加および金属排泄の増加に結びつきます。

　クレアチニンレベルは、ウイルス感染によって上昇するように思われます。したがって、私たちは、慢性的なウイルス疾患の治療の効果を追跡する方法として、クレアチニン値を使用することができます。尿の色は、クレアチニンレベルに関係するように見えます。例えば、暗色の尿ではクレアチニン濃度が高く、色の薄い尿ではクレアチニン濃度が低いことが示されます。クレアチニン濃度は一連の複雑な生化学反応の中の一つに過ぎないのは明らかです。しかし、クレアチニン濃度は解毒プロセスの監視には極めて重要です。本書の第2部でプログラムの実施方法を述べますが、その中で再度この問題に取り組むことになるでしょう。

結論

　解毒はこのプログラムの中心で、体内の毒素の放出に文字通りに数か月、数年かかるかもしれませんが、私は直ちに皆さんに解毒を始めるように勧めるわけではありません。金属を遊離させた上、その金属が排泄されずに体内循環するようになることは望まないのです。そのようなことは、多くの患者に見られるように、毒素を除去する器官が危険にさらされるかもしれません。

　このプログラムにおいては、患者はまず毒素を除去する器官が正常に機能して体内毒素を排泄できるように、これらの器官をサポートします。腎臓または肝臓は、薬

草とサプリメントおよび私が特別に処方したRNAのような他の栄養剤によるサポートが必要です。子どもの多くは、腹部膨満、ガス、便秘および下痢のような明白な消化器障害の症状があります。免疫系の多くが腸に存在するので、免疫系機能と正常な腸の働きは相互関係があります。

自閉症のほとんどの子どもによく見られるように、消化器官が危険にさらされた場合、多くの両親は、免疫機能と消化機能を損なう感染症への取り組みを始めます。それと同時にすべての刺激物およびアレルゲンへの曝露を確認し除去することも開始します。子どもによっては、この中には衣服の繊維、住居用機材の原料、洗浄剤およびボディケア商品が含まれるかもしれません。また、子どもたちが反応する食物や過敏性あるいはアレルギー性の食物をすべて排除することは望ましいことです。不運にも、このような食べ物の多くは子どもたちが最も好む食糧である場合が多いのです。このプログラムを始める前に、子ども達の中には、既に食事を調節しているものもあります。このような両親たちは、グルテンフリー、カゼインフリーの食餌法（GFCF）を実施する場合の非常に貴重な助言を与えてくれますし、また、多くの有用なウェブサイトもあります。極めて多くの優れた開業医が、食事に関して様々なアドバイスを与えてくれますし、さらに両親たちも非常に知識が豊富なので、私はグルテンフリー、カゼインフリーの食餌法（GFCF）については彼らに任せています。私は、本書の情報のセクションで連絡先の詳細を紹介したいと思います。たとえ本書の中で食事内容のことを力説しませんでしたが、私は食事が健康の基本であると考えます。子どもが非理想的な食物に絶えずさらされれば、健康アンバランスの修正や免疫の完全性を取り戻すことができないからです。

様々な器官のサポートを完了し、正しい食事療法を整えた後で、私たちは、変異の回避を可能にさせるサプリメント摂取を始めることができますし、また、サプリメントによって当然解毒が増大することになるでしょう。正しいメチル化が可能になれば、次は解毒プログラムに着手する時期ですが、解毒プログラムについては本書の次の部分で広く検討します。

最後に、解毒が完了した後では、プログラムの最終段階で、神経系炎症の治癒、再建、回復を支援することができるようになります。私は、このプロセスが必ずしも直線的に進むとは限らないことを皆さんに忠告したいと思いますが、そのステップ毎のサポートおよびガイダンスは重要です。

Ⅱ 実践編
自閉症回復への実践法

3つのステップからなるプログラム

このプログラムは3つのステップで構成されます。

● ステップ1＿食事の改善、サプリメントの摂取

第一歩は、誰にでもできる基礎的な準備です。私は、多分誰もが第一ステップの基礎的アドバイスから役に立つ事を多く得られると思います。

● ステップ2＿解毒

ステップ1を実行する傍ら、ステップ2に入り、解毒のプロセスを始めます。解毒は二つの部分から出来ています。

1. ニュートリジェノミックス検査で明らかになった変異を迂回するサプリメント摂取をします。
2. 解毒プロセスを助ける、"メタルのプログラム"を使用します。

● ステップ3＿神経の再生と修復

ステップ2で十分な解毒が行われたら（何カ月も、またはもっと長くかかる場合もありますが）、神経の再ミエリン化を助け、神経の機能を高める、ステップ3を始める事が出来ます。神経死の原因になる炎症プロセスを止め、逆行させる事は、時間が掛かります。そうして、新しい神経が育つのにどの位の時間が掛かるかは誰も知りません。長い間新しい神経が育つ事は起こらないと信じられてきました。今では、このプログラムを始めることを決心し、継続すると、しばしば信じられない結果が起こり得ることが分かっています。この作業は短距離競走では無く、マラソンなのです。

このようなステップ1～3で概説する健康と機能の回復はどの様に行われるのでしょうか？ ハーブやビタミンと抗活性酸素剤等の摂取によってです。その個人の重篤性と平衡失調によって、しばしば、50種類かそれ以上の沢山のサプリメントを結局摂取することになります。これは多すぎるように見えます。然し、神経系の損傷は蓄積されるのです。気がついた時には、50％以上の個人の神経系が損傷を受けてしま

います。最近、SNPの結果に基づき合成されるサプリメントを調合しましたが、これらを摂取すると必要なサプリメントの数を減らす事が出来るので、サプリメント摂取を簡素化できます。

　以前は、このプログラムの学習を始める人には、このプログラムを始める前に、完全に情報を理解する事を優先的にされる事をお勧めしていました。——そしてその様にされた方に拍手を送ってきました。何年も経つうちに、多くの人達が、直ぐに治療を始めたいと思っているのに気が付きました。神経系炎症により誘発された子供の自閉症か、または、大人の健康問題を取り扱うのか、多くの人が事の緊急性を感じています。その事もあり、このプログラムをデザインして、あなたが自問自答出来る様に、またはテスト結果を待っている間にでも、最初の一歩を踏み出せるようにしました。ニュートリジェノミックスのテスト結果がラボから返送されるまでには、大体8週間かかります。あなたのまたはお子さんの遺伝子変異に関する情報を知る前に、今すぐに出来る事があるのに、貴重な時間を無駄にしたくは無いでしょう。その様な次第ですから、今すぐに始めましょう。

　然しながら、一つ警告があります。プログラムが進むにつれて、進歩を見守り、問題解決にチャレンジし、適正に新しいサプリメントまたはプログラムを段階的に進めて行けるようになります。身体状態が適していれば、定期的にある種の生化学検査を受ける事をお勧めします。これらの検査を受ければ当て推量することも無くなるでしょう。従って、私は身体の状態を知るためにベースライン時で幾つかの検査を受ける事を勧めています。遺伝子検査結果は、生涯に亘る健康の傾向を示し、一方生化学検査は現在の状況を示します。

ベースライン検査

UAA—ドクターズ・データ社の「尿中アミノ酸検査」（または同様のもの）。
MAP—ジェノバ・ディアグノスティックス社の有機酸検査
CSA—ドクターズ・データ社の「消化器・便検査」
UTM／UTEE—ドクターズ・データ社の「尿中有害金属」／「尿中必須元素」

この総プログラムを
実践するための基礎

　最初に、この治療プログラムの基礎を作る事は大変重要です。提案するサプリメント摂取の方法は、本書の中で幾つかのカテゴリーに分かれて記述されています。全てのカテゴリーの全てのサプリメントを摂取する必要はありません。然し、各自閉症患者の重篤性により、リストアップされたサプリメントの全てを摂取する事が必要になるかも知れません。子供は個々の成分やサプリメントに敏感かも知れないという事を覚えておいて下さい。従って、新しいサプリメントを使用するには何日間か間隔を空けながら、ゆっくりとサプリメントを加えて行くのが一番良い方法です。全てのサプリメントを導入するには時間が掛かりますが、落ち着いて辛抱強く進めて下さい。

　このプログラムを急いでやろうなどと思わないで下さい。基本のサプリメント・サポート・プログラムは、とても良い出発点です。リストされている個人別のサプリメントの処方量は、処方量が書かれていない場合、カプセルか錠剤の１／２から１錠が通常の処方です。この用量は、ボトルのラベルに書かれている処方よりもかなり低い筈です。この処方の狙いは、体内の色々な経路のバランスを同時に取り戻そうという処にあります。身体を道路網と思って下さい。あなたは主要道路、横道、そして裏道を同時に修理しているのです。この道路工事を同時に行うには、複数の経路やフィードバック・システムを移動して機能を効果的に回復させる必要があり、そのために沢山の種類のサプリメントを少量ずつ必要とするのです。

プログラムを単純化し合理化するために、最近私は、特定のSNPアンバランスに対処するためにカスタマイズして調合した新しいサプリメントのシリーズを出しました。この調合サプリメントは、特定のSNPの迂回を助ける成分としてリストアップされている個別の成分を全て包んでいます。

この著書で紹介されているサプリメントはこちらで購入が可能です。
http://www.holisticheal.jp/

基本的なサプリメントのサポート

このプログラムはあなたの医師と一緒に始める事をお勧めします。

次の２つの章とプログラムのこれからのステップで、基礎サポート用に適したサプリメントの幾つかのリストを提供します。各リストは、私たちが取り組む特定の身体の部分が、正しく機能するようにサポートする事を目的にしています。第一日目に、あなたやあなたのお子さんが、リストに載っているサプリメント全てに飛び付いて摂取するのは感心しません。単一のサプリメントを低い投与量から始め、あなたまたはあなたのお子さんがどの様に反応するかを注意して観察します。他のサプリメントを一つずつ加える事が出来ます。時々あなたのお子さんは新しいサプリメントを加えるのに適応できないかも知れません。然し、後で適応できるでしょう。また、サプリメントの中には加える事が出来ないものもあるかも知れません。

ある子供には妥当なサプリメント中の限られたものしか使えないかもしれません。一方他のお子さんは少量のサプリメントしか取れないかも知れません。重要な事はあなたやあなたの医師が、何があなたのお子さんの体に効果的かについて意見が纏まる事です。

主要な生化学的マーカーの検査結果と結び付いて、あなたのお子さんの態度、話し方、機能に目に見える改善が現れてきますから、あなたやあなたの健康管理医師は進むべき方向が見えるようになり、何時サプリメント摂取を調整したら良いか、また何時あなたのお子さんが次のステップに進めるのかを決める事が出来るようになります。

親は子供が解毒を始めてから一時的に後退症状を経験し、その後で、解毒が進むと弾みがついて前進すると報告しています。その様な訳で、私は両親に少量の投与量——時に……はほんの僅かな量でゆっくりとサプリメントを始める様に勧めています。その結果、あなたのお子さんがどのように投与量に反応し、また変更できるのかが分かります。

77

何故これほど多くのサプリメントを使用するのでしょう

　皆さんは、最初にサプリメントのリストを見ると圧倒されて、質問します。どうしてこんなに多くのサプリメントなのですか？　申し上げておきますが、我々統合ヘルスケアに携わる者はサプリメントを推奨、あるいは販売促進する意図は持っていません。然しながら、我々の多くは、全てのサプリメントが、必ずしも成功の結果をもたらす様な高い基準で造られているのではないという事を発見しました。従って、長い臨床の結果、他の医師と同様に、本当に健康を取り戻すには適切なサプリメントを用いる事が極めて重要であるという結論に達したのです。　高品質サプリメントは素晴らしい製品です。サプリメントの供給元を良く注意して選んで下さい。　値段で判断をしないで下さい。数ドルの違いで、成功に至るサプリメントか、月並みなものになるかの違いが出ます。　両親が次の様に言っていたのを聞いたことがあります。"それは前に試したけれど効かなかったわ"。そして両親が同じサプリメントでも高品質の製品を使用すると効き目が違うのです。他のケースでは、ある人達は効果が得られるという治療法を勧められたのですが、違うブランドのサプリメントに替えた人や、または貯蔵状態が良くないサプリメントを取った人はさほどの効果は得られませんでした。ですから、サプリメントの品質はこのプログラムの鍵になります。サプリメントには規制がありません。そのために、品質はものによって随分違います。輸送や貯蔵状態が良くない場合は、生鮮食品と同様、サプリメントによっては駄目になります。従って、サプリメントを摂取する時は、優良ブランドで製造元が判っていることが大変大事です。そういう製品は、古いものでは無く、新鮮で、そして適切に貯蔵され出荷されているものであることを保証するものです。

　最後に本書には私の推薦する最近のサプリメントを入れてあります。　これらの多くの推薦品は数年間に亘り安定していますが、新しい科学的な発見や私自身の臨床での発見に合わせて推薦するために、時折、内容が訂正されています。
　その様な次第で、時折、ウェブサイトを調べて最新情報に接して下さい。もう一つ申し上げる事は、これらの基本的なサプリメントは特別なSNPの人々に適応するかどうかを示すためのマークがあります。従って、ニュートリジェノミックスの検査結果が出たら、もう一度リストを見直して下さい。あなたはあなたのお子さんにどのような推薦が示されたかという事（または示されていない）について新しい角度から見ることができるかと思います。

　要約すると、注意深く食事療法を始め身体を剛健にし、主な神経伝達組織を健康

にし、変異でブロックされたプロセスを助成し、組織的に解毒し、そして回復が起こります。

食事療法と食品の反応

サプリメントによって栄養物を摂取する前に、食事療法で栄養の基盤を作る事は極めて重要です。以前に申し上げた様に、自然療法の基本的原則は身体が必要とするものを与え、害になるものは何でも取り除く事です。その基本となるものは食事療法です。常識で考えれば、子供があるTというプログラムを始め、同時にソーダ、キャンディー、とジャンクフードを食べるのであれば、もし彼が害になる合成食品添加剤を避けて果物や野菜の様な健康的な食品を食べた場合に容易に達成できる様な改善は見られないでしょう。なお、私が推薦するサプリメントは、食べ物として取るべきだと考えています。サプリメントは、必須栄養素（我々のほとんどが毎日食べる食品から得ている基本栄養素）を供給するものですから、私は、自閉症の子供たちに用のサプリメントに使用する食品は最高の品種であって欲しいと思います。

第**4**章　ステップ**1**
食事の改善、サプリメントの摂取

問題の多い食品材料

　体内のバランスを再調整する前、特にこのプログラムの始まりの時点では、ある種の食品に見いだされる化合物は、特にグルテン（小麦と他の穀物に見られます）とカセイン（乳製品）は、多くの子供と成人にとって問題である可能性があります。もし、あなたが自閉症の子供の親ならば、この事は勿論ご存じでしょう。もしそうでなければ、インターネットでグルテン・カセイン無しの食事療法の情報、製品、そしてその料理法を調べて下さい。更に内臓が良い状態になる迄は、他の食品でも問題になるものがあります。よく人は、IgG検査に表われる敏感性に基づいて、ある食品に対してアレルギー性であると言います。腸管壁漏によって食物が血流に入り、それが異物として作用しIgG型反応を刺激する様な場合に、度々、アレルギー反応が起こります。我々の体は、消化器系のバランスが取れるように力を合わせて働くので、これらの食品の問題は通常は解決されます。（消化器官のバランスを取るためのプログラムは、次章で説明します）。

　多くの場合、Bowel Inflammatory Pathway Support RNA（腸管炎症へのサポートRNA）　が腸の回復を助けます。　便による消化器系検査（CSA Comprehensive Stool Analysis検査）によって腸回復の進み具合を追跡する事が出来ます。然し、敏感性テストのIgE反応検査（IgGに対立するものとして）がプラスであるならば、それは"真の食品アレルギー"を示しています。その場合、あなたやあなたのお子さんはIgE反応をする全ての食品を避けて下さい。

　このプログラムを通じて、我々の仕事は消化と免疫機能を最大化することです。そ

第4章　ステップ1　食事の改善、サプリメントの摂取

の結果、時間が経過すると、ある種の食品の敏感性は減少して行きます。然し、少しは残りますから、プログラムを続行し、あなたのお子さんに特定の食品と成分を摂取させないで下さい。常に、注意し過ぎる位注意して下さい。もしあなたのお子さんの食品に対する反応が心配ならば、単純にその食べ物を取らせないようにして下さい。

さて、注意して、もし必要なら除去すべきこの他の食品について簡単に見ていきましょう。

- **合成食品添加剤、甘味料、殺虫剤、抗生物質とホルモン**

    最初に、合成食品添加剤、甘味料、殺虫剤、抗生物質とホルモンは身体に良くない作用をしますから、低減あるいは除外するべきです。これらはラボで考案された化学物質と自然の状態から完全に変えられた食物です。これの多くのものは直接穀物に使用され、他のものは食物が加工処理される間に添加されます。これらの成分に付いてはこのセクションで後ほど説明します。

- **興奮毒素**

    二番目に、神経系疾患を持つ自閉症の子供または大人は、神経または神経の損傷を過度に刺激する興奮毒素、食品成分と物質を避けるべきです。興奮毒素の損傷から守るために、脳はオピオイド値を上げる物質を放出し、頭にかかった靄の様な症状を引き起こします。お気付きかもしれませんが、ある種のジャンクフードまたは加工食品を食べると、あなたのお子さんは過度に興奮し、あるいは奇妙な行動をとります。この様な兆候は、これらの食品に含まれる成分があなたのお子さんの神経系と脳内化学成分に悪い影響を与えているのです。従ってその摂取を制限したいのです。

- **特定の自然物質**

    三番目に、ある種の食品に含まれる**特定の自然物質**は、神経系炎症を亢進させる傾向があり、食事療法で避けるか制限しなければなりません。私は、本書のこのセクションで後ほどこの事を説明します。

今日、栄養学者と自然療法医師は、彼らの多くが有害であると信じる食品中の物質のリストが増えつつあると警告をしています。自閉症を持つ子供がしばしば、反応しやすく、感受性が強いことを考えると、子供の食事からそのような物質の一部あるいは全てを排除する方が理に適っています。此処で、あなた自身が研究し、評価をする場合に利用できるように食品中の有害物質の概要を述べてみたいと思います。

- **農産物用添加物**

  多くの栄養学者は、殺虫剤、ホルモン、抗生物質と遺伝子組み換え植物を避け、もし可能なら有機食品、遺伝子組み換え植物では無い食品、ホルモンや抗生物質を使用しない肉類を摂取することが最善であることに同意しています。

- **人工または他の甘味剤**

  サッカリン、アスパルテーム、スクラロースと高度菓糖コーンシロップは通常最も危険と考えられます。甘味料は血糖のバランスを崩しますし、エネルギーと心的状態が極端に振り動きます。又、イースト菌感染症を起こします。人工甘味料は興奮毒を含み、飽食シグナルを制御できなくなり体重増加をもたらします。遺伝的に、一部の人は他の人より血糖値が上がりやすい傾向があります。もし、血糖値のバランスの制御や、酵母増殖の制御が心配ならば、自然の砂糖の使用も制限できます。以下はそのような砂糖です。サトウキビ、濃縮甘味料、大麦モルト、テンサイ糖、デーツ砂糖、コーンシロップ、ブドウ糖、果糖、マルトデキストリン、中白糖などです。

- **変性脂肪**

  ランスファット、水素添加油および半硬化油。これらの脂肪は、主要な細胞膜に留まり、細胞膜の流動性を減じ、また神経機能を低下させます。これに替わる健康的な脂肪は沢山あります。特定の食品に変性脂肪が使用されているかどうかラベルをチェックして下さい。

　自閉症の子供には機能障害のある分野が多々あるので、両親はしばしば困惑し、何処から始めて良いのか迷います。次の章で、皆さんが何処から始めたら良いのかについて説明しましょう。私がこのプログラムで重大であると考える要因から始めます。皆さんに共通するアンバランスをどの様に処理するかという事は最初に行うべきことであり、またこのプログラム全体を通じて、つまり全てのステップを通じて取り組むべき問題です。

第4章　ステップ１　食事の改善、サプリメントの摂取

興奮毒素の制御

● 神経伝達物質：GABAとグルタミン酸のバランス

　このセクションで、何故二つの主要な神経伝達物質のバランスが重要なのかを考えます──その上で、いかに取り組んだら良いのかをお教えします。神経伝達物質とは何か？　それは脳内化学物質（通常は、タンパク性基質であるアミノ酸）で、脳と体に情報を伝達し、ニューロン（神経細胞）間の信号を伝達します。

　神経伝達物質は自律神経システムの両半分（交感神経と副交感神経であり、各々が広範囲な身体の機能を助けます）に信号を送る役割があります。一つあるいは両方がバランスを失うと、このアンバランスは多くの症状に影響します。ですから、神経伝達物質濃度のバランスを取る療法によって非常に有効な改善がもたらされます。気分、エネルギーレベル、精神的安定、回復力、発語、運動神経の能力、睡眠、ホルモンの機能などは神経伝達物質のバランスと密接な関係があります。

　神経伝達物質には二つの種類があり、一つは、脳を刺激する興奮性神経伝達物質（ノルエピネフリンやグルタミン酸塩など）と他方は、脳を静め気分のバランスを取る抑制性神経伝達物質（セロトニンまたはGABAなど）です。私たちの生化学は、各一対の神経伝達物質が興奮と抑制の間で動的なバランスの機能を果たすように命令します。ある種のシーソーの様なものだと考えて下さい。一方あるいは他方が、過剰に働くとバランスを崩す結果になります。

　興奮性神経伝達物質が過剰に反応すると、釣り合いを取っている抑制性神経伝達物質の方が枯渇します。その結果、刺激が増えて、リラクゼーションが減ります。逆に抑制性の方が全体的に優勢になると、眠くなり、無気力、またはうつ病の結果となります。ですから鍵はバランスを維持する事です。

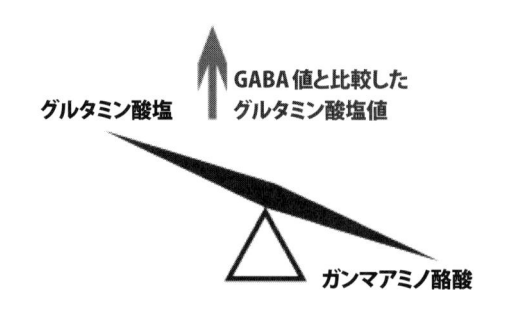

グルタミン酸塩は体内の主な興奮性神経伝達物質の一つです。適正な濃度は学習および短期と長期両方の記憶力には必要不可欠なので、子供にとっては特に重要です。"シーソー"上のグルタミン酸塩の補完的なパートナーはGABAで、発語に必要な抑制性神経伝達物質です。

このペアの神経伝達物質のアンバランスは自閉症の行動にどの様に関係するのでしょう？ シーソーの一端では、高い興奮性神経伝達が、スティムズ（stims）と呼ばれる刺激的な行動を誘発し、一方シーソーの低い方では、抑制性神経伝達物質の濃度の低下が発語の喪失をもたらします。更に高レベルのグルタミン酸塩は神経を発火させ、神経系炎症と損傷を引き起こします。この損傷は自閉症に見られる症状と他の神経系疾患──後ほど述べる症状、を引き起こします。

グルタミン酸塩はGABAに対する生化学の前駆体なので、通常の状態では、過剰なグルタミン酸塩は自動的にGABAに転換されます。あなたの脳に負担が掛かり過ぎた時に（あなたは眠くなったり、無視したりして）、この通常のバランス作用を経験しているはずです。然し、色々な理由で、身体がグルタミン酸塩を適正に制御出来ないと、子どもによく見受けられることですが、グルタミン酸塩は蓄積され毒性レベルに至ることもあります。これがこのペア神経伝達物質の間の微妙なバランスを混乱させ、GABAのレベルが極端に低い一方で、グルタミン酸塩レベルが上昇して蓄積される原因です。グルタミン酸塩とGABAのシーソーゲームが行き過ぎてグルタミン酸塩の方へ傾いてしまった場合は、バランスを回復するために、グルタミン酸塩の取り込みを減じて高グルタミン酸塩による健康状態を正す事が極めて重要です。

神経外科医のラッセル・ブレイロックは、彼の記念すべき著作である、『Excitotoxins: The Taste that Kills（興奮毒素：死をもたらす味）』（ヘルス・プレ

第4章　ステップ1　食事の改善、サプリメントの摂取

ス社、1996年）の中で興奮毒素（加工食品に広く使用されるグルタミン酸塩と他のアミノ酸）とその神経系損傷に対する影響の特徴を示しました。彼の本は10年前に初出版されたのですが、多くの人が、MSG, アスパルテーム、と他の新規の食品添加物が健康のリスクに関与する事に今でも気が付いていません。

　これらの成分は大手の食品加工会社で働く食品科学者により食品に添加されたものです。興奮毒素が特定の食品が美味しいと感じさせるように脳を欺くので、これらの会社はこれらの化学物質を加工食品に添加するのです。不幸にも、興奮毒素はグルタミン酸塩を含む興奮性神経伝達物質のレベルも上げ、ニューロンを殺す可能性があります。

　更に、過度のグルタミン酸塩の毒素は又、次に悪影響を及ぼします。

- **白血球（好酸球のレベルを高める原因となる）**
　これは炎症反応の原因となり得、体内の他の中間物を消耗します。
- **血管（片頭痛、血圧の制御の低下の原因となる）**
　研究では、グルタミン酸塩は血圧を上げる可能性がありますが、血圧の不規則性の原因になる可能性も指摘しています。
- **脳の特定の領域**
　視床下部、海馬神経とプルキンエ神経（発語と言語に関与する）を含みます。

　研究と臨床の実践から、過度のグルタミン酸塩レベルは、アルツハイマー病、パーキンソン病、ハンチントン・コレラ、脳梗塞、多発性硬化症と筋委縮側索硬化症を含む神経変性疾患に関与します。ですからグルタミン酸塩のレベルを管理する事は子供と成人の両方にとって大事な事です ——特に遺伝的特徴によりメチル化サイクルが最適に機能しない場合等では絶対に重要です。私の経験では、大概の子供はグルタミン酸塩のレベルを下げる事で良い結果が出ますが、あなたとあなたの医師がお子さんに、ラボ検査あるいは症状の監視を行って、個人的に決断を下す事も出来ます。

グルタミン酸塩：GABAのバランス調整の必要性を示すラボ検査と他の指標

- グルタミン酸塩、グルタミン酸、アスパルテート、およびアスパラギン酸の上昇、およびGABAの低下（尿中アミノ酸テスト（UAA）でのガンマアミノ酪酸）
- 神経伝達物質テストのGABAの低下、グルタミン酸の上昇
- MAP有機酸検査におけるキノリン酸またはキヌレン酸の上昇
- 発作、興奮（stims）、乏しいアイコンタクト、攻撃的行動

グルタミン酸塩はどの様に神経細胞に害を与えるか？

グルタミン酸塩がどの様に脳の生化学物質に働き影響しあうのかを深く研究して行くと自閉症の様な障害の主要な要因が見えてきます。

ニューロンの表面には受容体があります。これらの受容体は"魚の釣り竿"の様で、各々が特定の仕事（細胞の中に特定の神経化学物質を巻き取ること）をします。魚釣りの様に、ある種のフックがある種の魚を捕えます。グルタミン酸塩の受容体はグルタミン酸塩を引き込むフックを持っています。然し、これらの受容体は他の興奮性神経伝達物質も捕えて、細胞の中に入れます。次の神経伝達物質が、グルタミン酸塩受容体を介して細胞内に取り込まれます。

グルタミン酸塩が増えると、より多くの興奮性神経伝達物質を取り込もうとし、各細胞の興奮性化学物質のレベルは高くなります。ある主要な研究で、科学者は自閉症の人は自閉症ではない人に比べて高い興奮性神経伝達物質レベルが認められることを明らかにしています。私は、自閉症の人はグルタミン酸塩の受容体や他の関連する興奮性化学物質をより多く持っているのではないか、と推測します。

第4章　ステップ１　食事の改善、サプリメントの摂取

グルタミン酸塩とカルシウムの関係

　グルタミン酸塩は脳内の６種類の異なる受容体に結合していて、その中には体内でカルシウムを神経に運ぶ働きをするNMDA（N-メチル-D-アスパラギン酸）受容体が含まれます。グルタミン酸塩と過度のカルシウムの組み合わせは、ニューロン（神経細胞）に休息を取らせる事がありません。ニューロンは休みなく発火し続け、炎症性メディエーターを放出する事となり、それは更なるカルシウムの流入を引き起こします。この持続的な発火状態は、ニューロンの炎症と神経の死という結果をもたらします。亜鉛の様に、マグネシウムはカルシウムの流れを和らげます。（然し、亜鉛は両刃の剣で、それは又非NMDAグルタミン酸塩受容体を通じてグルタミン酸塩を放出させます。）

　マーク・ヌーブー博士（全国代替医療財団法人の前理事長）が興奮毒素の損傷に付いて、"グルタミン酸塩は鉄砲で、カルシウムは弾丸だ。"と言っています。この事が、私がこのプログラムの中で、カルシウムの摂取に注意するよう忠告している主な理由なのです。カルシウム摂取を制限し、マグネシウムと亜鉛を補給することはカルシウムレベルを緩和し低く保つのに役にたちます。これは神経を損傷する事なく骨を健康に保つために必要な量を維持することを可能にします。

　ご覧の様に、主な必須ミネラルのレベルを適正に保つ事は基本的な事です。あなたのサプリメントのレベルが適正である事を確かめる一番良い方法は、尿中必須元素（UTEE）と云われる検査を受ける事です。この検査は正確に体内ミネラルの現状を見ると同時にサプリメント摂取を続けて、その効果を監視するのに役にたちます。更に、毎週あるいはスポットで尿中重金属検査を受け、数ヶ月毎にUTEE検査を受けてもよいでしょう。UTEEのラボ検査結果を評価するには、あなたの医師に御相談下さい。なお、UTEEを評価する一般的なガイドラインと考えられるものを下記に記します。

- 低／正常範囲が、カルシウム、銅、バナジウムには最適です。
- 尿中必須ミネラル検査で鉄分が検出されないこと。
- マグネシウム、モリブデンとセレニウムは、正常範囲の上限が最適です。亜鉛の値は、50%強でマグネシウムの値より低いこと。
- クロミウムとボロンは中程度が最適です。
- ナトリウム、カリウムとリンは基本的には何れも50%前後で同じ範囲内にあること。

- 銅より亜鉛が多いこと。亜鉛／銅の比率が１よりも大きいこと。

　これらの基本的なガイドラインを参考にし、さらにあなたの医師に相談した後で、以下のサプリメント摂取方法を用いて、主な金属のレベルの維持に役立ててください。

カルシウムレベルの調整

(1) 過剰なカルシウムを下げるためのサプリメント

　　マグネシウム，ビンポセチン，亜鉛，リチウムオロト酸

(2) カルシウムを下げるために必要とするラボテストとその他の指標

　　UTEEにおいてマグネシウムに比べ上昇したカルシウム
　　赤血球成分検査においてマグネシウムに比べ上昇したカルシウム
　　興奮が強い場合

(3) カルシウム不足を解消するためのサプリメント

　　クエン酸カルシウムとクエン酸マグネシウム
　　ビタミンDとビタミンK
　　骨へのサポートとなるRNA：これ自体はカルシウムに影響しません。

(4) カルシウムを増やす必要性を検知するラボテスト

　　尿中必須ミネラル検査で正常値下限範囲以下のカルシウム
　　赤血球ミネラル検査で正常値下限範囲以下のカルシウム
　　尿中カルシウムレベルをチェックする時の高レベルの鉛排泄

バランスを保つための他の必須ミネラル

(1) 亜鉛と銅の比率に取り組む必要性を知らせるラボテスト内容

UTEEまたは血液検査で亜鉛に比べ上昇した銅
血液検査での低レベルのセルロプラスミン
尿中必須ミネラルで確認すること
銅・亜鉛比率において高い銅の値を示唆する指標
UTEE検査での低いモリブデン値

(2) 亜鉛と銅の比率を調整するサプリメント

モリブデンを増量する, EDTAを増量する, カルノシン (少量)

いつもと同様にかかりつけの医師に相談して対処下さい。

グルタミン酸塩

バランスを崩す他の要因

　グルタミン酸塩摂取を管理する事は極めて重要ですが、他の要因も関係があります。そのうちの一つはグルタミン酸塩とGABAを制御する身体の能力です。それは、自閉症の子供を簡単に混乱させます。このプログラムの後半のステップは、混乱の原因に取り組む両親に役立つかもしれません。

　どの様にして制御が妨げられるのでしょうか？　科学者は全ての要因を確認しようと努力しています。現在研究中の作働理論は余りありません。膵臓の酵素であるGAD酵素の阻害に問題があり、過剰グルタミン酸塩が自働的にGABAを相殺させるような信号を出すことが出来ないのです。幾つかの研究では、風疹

ウイルス（はしか、おたふく風邪、風疹ワクチン（MMR））が、GAD酵素の適正な機能を阻止する原因である可能性が示されています。これによって、何故、自閉症の子供がこれらの注射を受けると、更にこのアンバランスの対象になりやすいのかが説明できる可能性があります。

急性ウイルス感染は１型糖尿病を引き起こします。１型糖尿病では、身体はGAD酵素の抗体を作り、抗体はシーソーのバランスを取る能力を低下させます。慢性ウイルス感染もGAD酵素の問題に関係があります。もしそうならば、このプログラムで行う様に、慢性ウイルス感染症に対処する事は、役立つ可能性があります。

GAD酵素は、その活動の共同因子としてビタミンB6を必要とします。ビタミンB6をサプリメントして摂取する事はDAN（自閉症を今すぐ撲滅せよ）療法では標準的で、バーナード・リムランド博士により提唱されました。サプリメントとして摂取されたB6はGAD酵素がグルタミン酸塩をGABAに転換するのを助けるので、その事は、DAN療法により何故多くの人が成功しているのかを説明出来ます。ニュートリジェノミックスはどの人が一番B6のサプリメントで効果があったかを教えてくれますし、何時B6を取るかの決定に役立ちます。ステップ２の最初の処で、もし、CBS変異があるならば、他の多くのサプリメントを紹介する前に、このCBS変異への取り組みを早く始める事をお勧めします。B6サプリメントの使用はまたCBS活性を増加するので、特定のCBS変異（CBS C699T または CBS A360A）を持つ人に対して理想的なサプリメントではありません。このような理由から、B6を加える前に、CBSのバランスを良くすることがベストです。これは、ニュートリジェノミックス情報を用いれば正しい時系列で適正なサポートが出来ることを示す良い例です。私はこれを"積み重ね"と呼んでいます。各々の子供も成人も皆他の人とは異なります。グルタミン酸塩とGABAのバランスを適切にすることは全ての人に当てはまることですが、一方でニュートリジェノミックスの分析結果を使って、どの様にして、何時サプリメントの様なサポートを積み重ねるかを微調整することによって、ヘルスケアと治療の成果を最適化することが出来ます。又、グルタミン酸塩と血糖値レベルの間にも相互関係があります。

第4章　ステップ1　食事の改善、サプリメントの摂取

グルタミン酸塩の増大 ↑ ⇒ インスリンの増大 ↑
　　　　　　　　　　　　ブドウ糖レベルの低下 ↓
　　　　　　　　　　　　⇓
　　　　　グルタミン酸塩の除去能力の低下 ↓

　グルタミン酸塩はインスリンの放出を刺激し、その代わりにブドウ糖レベルが低下します。然し、ブドウ糖はシナプシスから過剰なグルタミン酸塩の除去を制御します。ですから、血糖の低下はこの除去プロセスを崩壊させ、毒性のグルタミン酸塩の蓄積を許します。事実、低血糖症または低カロリーの飢餓状態は、グルタミン酸塩の放出を引き起こし、過剰レベルのグルタミン酸塩を脳から除去する能力を低下させるので、一日の血糖値を安定に保つために、食事やスナックから通常の栄養を摂取する事が重要となります。ニュートリジェノミックス検査は、"VDR／Fok"と呼ばれる、遺伝的変異を測定します。次の章で、ニュートリジェノミックスが血糖値の制御に関してどのような価値のある情報を提供してくれるのか分かるでしょう。VDR／Fok変異を持つ人は糖のアンバランスに対する感受性が強いのかもしれません。このような感受性を持つことが分かれば、グルタミン酸塩／GABAのバランスと血糖値の問題に取り組むためには十分な膵臓のサポートが必要であることを私たちに警告してくれます。もし検査結果が判って、あなたまたはあなたのお子さんが、変異がある事を知ったとすると、推薦された膵臓のサポートの説明箇所をもう一度読み直し、必要ならサポートを増やしたいと思うでしょう。

グルタミン酸塩過多およびGABAの枯渇の症状

　神経系損傷に加えて、グルタミン酸塩と他の興奮毒素が他の疾病の原因になります。グルタミン酸塩は損傷から脳を守るためにオピオイドを排出し、他の子供が経験する様な"ぼんやりした状態"の原因になります。グルタミン酸塩値が上昇すると、正常な解毒作用を促進し、炎症を防ぐ主要な抗酸化剤であるグルタチオンを枯渇させる可能性もあります。グルタチオンが低下すると、腸管侵漏症候群（過敏性腸症候群）の傾向を高めるでしょう。グルタチオンはニューロンを損傷から守る作用がある

ので、その枯渇は、神経細胞の死に繋がります。グルタミン酸塩が過剰ですと、不眠、夜尿症、焦点が合わないことや視線を合わせるのが困難などの問題が出てきます。

(1) 興奮（Stims）を減少させるためのサプリメント

イラクサ
イノシトール6リン酸（IP6）
Nerve Calm Inflammatory Pathway Support RNA
　神経を落ち着かせるフォーミュラ RNA
Cytokine Balance Inflammatory Pathway RNA
　サイトカインバランスへのサポート RNA
Stress RNA
　ストレスへのサポート RNA
Advanced Joint Inflammatory Pathway Support RNA
　関節へのサポート RNA

　神経伝達物質のシーソー上のGABA濃度が低下すると、色々な症状を引き起こします。特に、GABAは発語の鍵を握ります。（このために脳卒中の患者の発語の回復に良く利用されます。）その結果、言葉が戻ることは、グルタミン酸塩／GABAのシーソーのバランスが戻ったことの表れです。

　どの様に作用するのでしょうか？ GABAは脳で使われて感覚間の統合を助け、聞こえてくる音に耳を傾けるのを助けます。適正なGABA濃度があれば、背景にある音を弱めることが出来るので、特定の音や言葉の出だしを簡単に識別し、これにより、言葉を認識し、言語を発達させます。GABA濃度が低下すると、話し言葉が長い間延びした文章に聞こえ、理解するのが難しくなります。子供達がGABAの値が十分なレベルに到達する迄はこの様に聞こえるのだろうと想像します。事実、言葉を取り戻した時に、最初の話し方は複数のセンテンスをつなぎ合わせたセンテンスのように聞こえます。そのような理由から、子供達は親がゆっくりと、一語一語区切って話すと良く理解できるのでしょう。

　GABAの値が低くなると、不安感が強くなります。このことは、多くの子供達、両親、更に面倒を見ている医師が経験します。自閉症に取り組むことは、非常なストレスが懸ることです。

第4章　ステップ1　食事の改善、サプリメントの摂取

　GABAの値が低いと攻撃的な行動が多くなり、社会的行動は少なくなります。GABAの値が低いと、視線を合わせる事が少なくなり、焦点を合わせる事が難しくなります。子供達の中には、GABAの低値により、両方の視線が内向きに鼻の方に向いてしまう事がありますし、一方では視線が水平か上下にさ迷ってしまう事があります。

　GABAの値が低いと腸機能が低下します。抑制性神経伝達物質が腸の機能を刺激し助けるという直観とは異なるように見えます。然し、実際は、GABAは腸が収縮する様に作用します。更に、GABAの放出によって、一時的に下部食道の弛緩の誘発が抑制され、胃食道逆流（GERD）が抑制されます。GABAは適正な消化器官の運動に重要です。

　したがって、平衡を保つためにグルタミン酸塩を制御すると同時に、多くの人は、GABAを直接摂取する事は他の自然の物質（例えばカノコソウ根、これは間接的にGABAの値を保つ働きがある）の摂取と同様に効果的だということが判ります。

　GABAとグルタミン酸塩のバランスに役立つ推薦サプリメントを見ると（幾つかの例を見て下さい）、検査結果が分かっていると、サプリメントを効果的に微調整できることに気が付きます。もしまだ検査結果をお持ちでないならば、万人向けに推奨できるサプリメントを摂取して下さい。

(2) 健康的なグルタミン酸塩とGABAのバランスの維持

ピクノジェノール
ブドウの種の抽出液
GABA
Nerve Calm Inflammatory Pathway Support RNA
　神経を落ち着かせるフォーミュラ RNA
リチウムオロト酸
　尿中必須ミネラル検査でのレベルによる

　更に、検査結果が判明したら、あなたの変異を知った上で、GABAとグルタミン酸塩のバランス用に以下の追加サポートを再検討して下さい。

プロゲステロン・クリーム：ACE＋、MAOA＋遺伝子変異に良い
メチルコバラミン舌下錠（B12）：もし推奨するならば、ニュートリジェノミックス検査後でのみ使用する。
シアノコバラミン口腔スプレー液：検査結果で禁忌されていない場合に有効
0ヒドロキシB12口腔スプレ液：検査結果で禁忌されていない場合に有効
タウリン：尿中アミノ酸検査結果による。CBS＋ または SUOX＋／ －の場合は摂取できません
チアニン：COMT V158M―／―に良い
Monocyte support RNA：もし発作が問題ならば、追加のサプリメントとして

(3) グルタミン酸塩とGABAのバランスに必要なラボテスト結果と他の指標

尿中アミノ酸検査（UAA）に見られるグルタミン酸塩、グルタミン、グルタミン酸、アスパラギン酸塩、または、アスパラギン酸などの濃度の上昇。
UAAにおける低いGABA（ガンマアミノ酪酸）。
神経伝達物質検査における低いGABA。
MAP有機酸検査におけるキノリン酸またはキヌレン酸の上昇。
発作。
興奮（Stims）
視線をほとんど合わせない。

毒性食品の成分

今まで検討してきたのは、グルタミン酸塩、グルタミン酸、アスパラギン酸塩、またはアスパラギン酸とシステンなどを含む（または身体に生産を促す）全ての食べ物（栄養サプリメントも）を避ける事が重要だからです。これら種々のアミノ酸の全ての形は興奮毒素として作用します。更に、当面は、カルシウムの摂取を、過剰なカルシウムの"弾丸"を作り出さないで健康な骨格を維持するハーブと食物の原料を使用したものだけに制限して、比較的中庸のレベルで取るのが最善です。あなたが健康的

第4章　ステップ1　食事の改善、サプリメントの摂取

な植物全体から作られた食品や全粒粉を食物として摂取しているのでなければ、ラベルに注意してどの食べ物が興奮毒素を含んでいるのかを知る必要があります。（一般的な成分の一覧表が以下にあります。）一度ラベルに注意し始めると、多くの親は、如何に多くの興奮毒素が使用されているのかを知ってショックを受けるでしょう。あなたが子供さんに食べさせていた食べ物をそのリストの中に見つけても驚かないでください。

何を見つけなくてはならないのでしょうか？

私は、グルタミン酸塩とアスパルギン酸塩をあなたのお子さんの食事から避けて頂きたいのです。細胞ではグルタミン酸塩がアスパルギン酸塩から作られることがあり、その逆もあるからです。グルタミン酸塩とアスパルギン酸塩は食品添加剤として広く使用され、最も良く見られる2種類はMSG（グルタミン酸1ナトリウム）とアスパルギン酸塩です。この章の後半で、避けらねばならない成分のリストと同時に、この有害な成分が最もよく使用されている食物のリストも掲載しました。

外見に表れない隠れた興奮毒素を探す

　大手のファースト・フード店の食物にはMSG（グルタミン酸1ナトリウム）が含まれています。
　糖蜜、甜菜糖、サトウキビはMSGを含みます。
　MSGとアスパラギン酸（ニュートラスイート）はスープ、ソース類、ジュースから冷凍食品、キャンディー、煙草、及び、味付け添加剤を含むもの全て（例えば、ポテトチップス、肉、アイスクリーム）に入っています。
　市販や処方箋で買える薬品や栄養剤やサプリメントの結合剤や充てん剤、病院で使用される注射薬はMSGを含むものがあります。
　製造者メルク社によると、メルク社の麻疹用ワクチンであるバリバックス（水痘ウイルスの生ワクチン）はL-グルタミン酸1ナトリウムと加水分解ゼラチンを含み、両方とも加工遊離グルタミン酸を含んでいます。
　MSGは植物の生長促進剤（AuxiGro）として使用され育成中の穀物に散布されます。AuxiGro植物代謝プライマー は29.2％重量で、医療品グレードのLグルタミン酸を含んでいます。

グルタミン酸もアスパルギン酸塩も多くの天然の食物にあります。例えば、蛋白質豊富な食物、小麦のグルテン、加水分解イースト、ミルクカセイン等です。何故自閉症の子供のメニューにグリルしたチーズサンドイッチが無いのかお判りでしょう。沢山の親が子供にスムージー（果物のジュース）を勧めますが、入っている蛋白質粉末に注意して下さい。蛋白質粉末を製造する過程でグルタミン酸を放出しています。

ある人達は自閉症の子供は高蛋白質の食事を取るべきだと言います。蛋白質を構成するアミノ酸は通常の脳作用に必要ですが、殆どの蛋白質が豊富な食物はグルタミン酸、アスパルギン酸塩を豊富に含んでいるので、私はこれらの人達に高蛋白質食物を勧めません。更に、高蛋白質食事は、血液が酸性となり身体が筋肉の組織を栄養として消費し始める、代謝性アシドーシスを呼ばれる共食いの状態にしてしまいます。更に、蛋白質の分解はアンモニアを生成します。多くの自閉症の子供はアンモニアの量が高くなっているので、このためにも高蛋白質食事を避けるべきです。従って、少量から中程度の量の蛋白質を取るのが一番良いのです。例外はフェノールに敏感な人の場合であり、PKU（フェニルアラニンを含まない）食事療法が推薦されます。全ての高蛋白質の食事はフェノール性アミノ酸を含んでいるので、このような食事は制限されます。

グルタミン（またはグルタミン酸）は、腸の健康と身体全体の調和を回復させるので、多くの栄養サプリメントに含まれています。然し、グルタミンは迅速にグルタミン酸塩に変わります。したがって、私は、サプリメントのラベルを見て、グルタミンを含むものは避けるようにと勧めます。

グルタミン酸塩の量を少なくする事が必要なのであって、全ての興奮毒素を完全に排除する事は出来ません。然し、グルタミン酸塩と他の興奮毒素が原因となる炎症過程を止めるために、過度の摂取を避ける事は必要です。神経の機能を助けるために、私たちにはグルタミン酸塩受容体がもたらす刺激活性が必要です。避けたいものは過度の刺激です。

避けるべき食物

●MSGを含む食品類

加水分解されたオート麦粉
カゼイン酸ナトリウムまたはカゼインカルシウム
  要はグルテンとカゼインを除去する。
自己消化酵素または自己消化酵素エキス
ゼラチン
グルタミン酸
グルタミン酸1ナトリウム

興奮毒素を含む食品成分

加水分解オート麦粉，大麦麦芽粉，大麦麦芽，大麦モルト，鶏肉や豚肉や牛肉をベースにしたもの，大豆蛋白，大豆蛋白エキス，大豆蛋白分離物，加工した蛋白質，植物蛋白エキスL-システイン，乳精蛋白，乳精蛋白エキス，乳精蛋白由来成分，醤油，塩，調味料入り塩，グルタミンベースの味出し，グルタミン酸，グルタミン酸1ナトリウム，グルタミン酸塩またはMSGを成分としたスパイスミックス，ブイヨン，スープなどの既成ストック，スープの素，肉汁由来の成分，肉の風味剤（鶏肉，牛肉等），鶏肉や豚肉や牛肉風味の添加剤，イーストエキス，大豆エキス，昆布エキス，麦芽エキス，麦芽風味剤，麦芽が入ったもの全て，カゼイン2ナトリウム，カゼイン酸ナトリウム，グアニル2ナトリウム，イノシン酸2ナトリウム，香味料，自然調味料，調味料またはスパイス，燻蒸風味，ニュートラスイート，アスパルテーム，パン生地調整剤，ゼラチン，カゼイン塩，カゼインカルシウム，加水分解植物性蛋白，加水分解蛋白質，加水分解野菜蛋白，加水分解のもの全て

●一般的な興奮毒素または他の有毒物質を含む食品

何時でもラベル表示に注意して下さい。食品の成分はメーカー会社の方針で何時でも変わります。明らかに、下記のリストにある全てのリスクを避ける事は出来ません。然し、これらのものが過去に問題を起こしているので、これらの食品や成分を疑いの目で見る事は出来ます。これらを完全に排除でき無くても、懸念があることを知っていれば、あなたやあなたのお子さんが問題がある可能性のある食物を食べた場合、もし、直ぐに悪い反応があったならば、（24時間以内なら）特に注意を払う事ができます。一方、食物への素早い反応について相談を受けた時にすぐに確信できる原因を見つけられるのは稀です。良くあるケースは、長期間に亘り蓄積された影響によるものなので、病気や兆候が現れる原因を見つけるのは難しいのが通常です。

この事が実際にはどの様に起こるのかというと、見る事が出来ない事が進行しているのです。例えば、計量用カップを思い浮かべて下さい。最初はこのカップは空ですが、グルタミン酸塩やMSGを食べるたびに少しずつ中身が増えて行きます。 時間が経つうちに、カップが溢れる位迄中身が増えて行きます。人の体の様に、溢れたカップは、毒性をそれ以上は溜める事も処理する事も出来無くなり、表に出てきます。身体がこれ以上は処理できなくなると、病気とか兆候が表れてきます。このような理由から、私は、毒性の成分摂取を控えるようにお勧めしています。その結果、毒性がカップから溢れるのを防げます。 問題の多い成分の長いリストをお目に掛けますが、記載されている成分を全て避ける事は出来ないでしょう。しかし気を付けていれば、あなたやあなたの子供さんの神経を損傷しない様に自分の体に注意を払う事が出来るでしょう。

●自閉症患者の神経を傷つける食品とリスト

〈監訳者注〉ここではアメリカにて日常使用される食品群を記載しています。日本の日常使用される食品群とは相当異なります。

小麦粉，ピザ，ラーメン，シリアル，ほぼ全ての塩味付き粉末乾燥フードミックス，ハム，ソーセージ，加工肉，ファースト・フード店のフライドチキン，プロテイン，スーパーマーケットのターキー，チキン，卵の代用品，非乳製品のクリーム，加工チーズ・スプレッド，パルメザン・チーズ，粉ミルクまたは乳精粉末，全ての乳固形分を含む食品，一部のピーナツ・バター，ピクルス，塩味ピーナツ（ある種の銘柄），粉末スープとソースミックス（ある種の銘柄），豆腐と発酵大豆食品，ト

第4章　ステップ１　食事の改善、サプリメントの摂取

マトソースと煮込んだトマト，オーシグロを散布した生鮮野菜（代わりに有機野菜を選ぶこと），バーベキューソース，既製品のグレイビー，外食産業用缶詰を使ったレストランのグレイビー，ケチャップ，マヨネーズ，ウスターソース，ブイヨン（全製品），インスタント・スープミックスおよびストック，昆布エキス，サラダ・ドレッシング，クルトン，チリソース，コーンスターチ，円滑剤，パン生地改良剤，ゼラチン，ペクチン，クエン酸（トウモロコシから加工された場合），マスタード１％，２％，またはノンファットのスキムミルクあるいは粉末ミルク，一部の香辛料，瓶詰めスパゲッティソース，缶詰の精製大豆，缶詰スープ（ある種の銘柄），缶詰、冷凍、または乾燥した主菜や肉，缶詰または燻製のマグロ、オイスター、貝，味付きソーダ，既製品の紅茶，外食産業用スープの素を使ったレストランのスープ，コーンチップス，味付けチップス，パン屋の焼き菓子，お菓子の砂糖衣やフィリング，全てのコーンシロップ添加食品，キャラメル味、キャラメル色付きの食品，チョコレート，キャンディ・バー，糖蜜，ホイップクリーム及び代替え品，キサンタン・チューインガムや他品種のチューインガム，低脂肪・ダイエット食品，味付き食品すべて

結論

　一部の両親たちは、グルタミン酸塩とGABAのレベルを正確に調べるために神経伝達物質のレベルを測定するテストを子供達に受けさせます。テストは高価ですから、度々テストを受ける事をお勧めしません。重要なことは、グルタミン酸塩があるレベルに近くなってきたら、神経系の損傷は既に起こっています。この時点まで行くのを避けるためには、毎日摂取されるグルタミン酸塩の量を控える事です。グルタミン酸塩とアスパラギン酸塩が何に含まれているかを学びましたから、摂取を控える事は可能です。興奮毒を最低限に抑える事が目的です。完全に排除する事は出来ません。

　適正な食生活に切り替えて、グルタミン酸塩を控える事がこのプログラムの原則ですが、この挑戦が困難なのも分かっています。あなたのお子さんとご家族のために、そのテクニックと手法を覚えて下さい。これはマラソンであって、短距離競走では無いのです。

第5章 肝臓、腎臓、膵臓、胃と腸をサポートする

　ニュートリジェノミックス検査結果が出たら、ステップ2でメチル化経路の機能をサポートすることになります。このサポートで、自然に解毒が始まる事になり、より集中的に微生物のアンバランスに対処することになります。したがって、事前に、この過程で消化器系の準備をしておく事は不可欠です。この章でご提案する消化器官のサポートはプログラム全体を通じて続けられます。消化器官を回復させ、改善させるので、身体は栄養を摂取し易くなります。さらに消化器官の強化は微生物の過度の成長に対処しやすい環境を作ります。ステップ2で、不都合な細菌とウイルスを除去する作業を一段と推し進めます。しかしまず、この作業の基礎を固めることから始めます。

　サポートを必要とする器官は、肝臓、腎臓、膵臓、胃と腸です。さらに、私たちは、健康の基礎となる主要なホルモンおよび神経伝達物質にも取り組みます。サプリメントの必要性が分かり切ったことである場合もあります。例えば、子供が便秘になった時、または抗生物質の治療を受けたばかりの時、親たちは、身体に良い共生細菌を通じて健康な腸内細菌を回復しておくのが良い事なのだと理解しています。もし、子供がアレルギー体質ならば、腸のサポートと免疫を作るサプリメントを選択するのは明らかでしょう。もし子供が極度に甘いものに敏感ならば、殆どの親は、食事療法を通じて甘いものを制限し、膵臓をサポートする重要性を知っています。さらに、検査で、細菌、酵母菌や他の微生物がいる事が判った時は、腸の健康状態をサポートする療法を行うことを勧めます。然し、子供に、直ぐに効果が見られない時は、追加のサポートを必要とするかもしれません。ですから、この章では、特定の用途のサプリメントのリストと検査結果（およびその症状）でどのサプリメントが必要かが判るリストを差し上げます。その都度子供さんを検査に掛ける事は、費用のかかる事なので、お勧めしません。然し、あなたやあなたの医師が特定器官のサポートが必要な症状を見つけた場合には、検査によって確認する事が出来ます。

　さらに、ステップ2のメチル化の治療をする前に、ベースラインとして行っておくと良い検査があります。ステップ1の最初か、ステップ1の最中か、またはステップ2のごく初めに行うとよいでしょう。尿中アミノ酸検査と有機酸検査です。検査をされる

第5章　肝臓、腎臓、膵臓、胃と腸をサポートする

ならば、ニュートリジェノミックスの検査結果が出る前に行い、あなたに対する療法を決める参考にします。

又、再テストを行い、サプリメントの効果が表れているか否か確認する事も出来ます。

肝臓、胃、膵臓、腸官はお互いに関連しながら機能します。ですから、この中の一つの器官に問題があれば、他の内臓器官のアンバランスを引き起こす事があります。私は広範囲の相互作用には言及しませんが、その一部は解毒を行う場合に極めて重要な意味を持ちます。

肝臓

肝臓は身体の中で一番大事な器官の一つで、炭水化物、脂肪、蛋白質を代謝します。肝臓は、ビタミンとミネラルを貯蔵し、健康な血糖値とホルモンの量を制御する機能を持ちます。又肝臓は胆汁を作りますが、胆汁は消化の廃棄物を除去する大事な器官です。肝臓は一番重要な解毒作用の中心器官です。

健康な肝臓は、身体全体の解毒機能を効果的に行う酵素を作ります。又、体内で最も強力な抗酸化剤の一つであるグルタチオンの量を一番多く持っています。グルタチオンは、肝臓の解毒系第1相と第2相の両方に不可欠です。残念ながら、グルタミン酸塩は肝臓が貯蔵しているグルタチオンを消耗する働きがあります。さらに、感染、炎症、マグネシウム濃度の低下がさらにグルタチオンの量を下げます。幸いな事に、ある種のハーブと他のサプリメントは肝臓の健康を維持するのに非常に有効です。さらに、ステップ2での遺伝子変異への取り組みは、体にグルタチオンの産生を促します。以下の推薦しているサプリメントのサポートを選ぶことや、検査ラボでオプションの検査を受ける事も出来ます。

(1)肝臓のサポート

肝臓をサポートするRNA：液状
ミルク・ティッスル：オオアザミのエキス
タンポポの根
ケルセチン
ビタミンB複合体：COMTとCBSに関するニュートリジェノミックス検査結果による
SAMe：COMTとCBSに関するニュートリジェノミックス検査結果による
アルファリポイック酸：CBSの状態に拘わらず1／2カプセルで十分
タウリン：アミノ酸検査結果の数値による
肝油
オーラリブ・サプリメント

(2)肝臓へのサポートの必要性を示すラボ検査結果

アスパラギン酸アミノ基転移酵素（AST）または血清グルタミン酸オキザロ酢酸トランスアミナーゼ（SGOT）の上昇または正常値以下のAST
アラニントランスアミナーゼ（ALT）または血清グルタミン酸‐ピルビン酸トランス。アミナーゼ（SGPT）の上昇または正常値以下のAST
アルカリホスファターゼ（ALP）の上昇
乳酸脱水素酵素（LDH）の上昇
ビリルビンの上昇
コレステロールの上昇
中性脂肪の上昇
硫黄ベースのキレート剤による長期間のキレート治療をされた場合
有害金属排泄の高値

腎臓

　腎臓は排泄器官でもあり、解毒器官でもあるのです。慢性ウイルス感染症と解毒は両方とも腎臓に負担を掛けるので、腎臓のサポートが必要となります。慢性の高いクレアチニンレベルは強力な腎臓のサポートが必要である事を示しています。もし検査の結果、クレアチニンの量が一カ月以上高い数値を示す場合は、少なくとも、オーラキドニー、腎臓をサポートするRNA、タンポポの葉の摂取を考えた方がよいでしょう。又、タイター検査で慢性ウイルス性疾患の兆侯がある場合、私は継続した腎臓サポートをお勧めします。

(1) 腎臓サポート

　　クランベリー
　　腎臓をサポートするRNA（解毒の最中は特に数滴を毎日摂取）
　　タンポポの葉
　　オーラキドニー
　　ATP（アデノシン三リン酸）
　　SAMe（S-アデノシル-L-メチオニン）

(2) 腎臓サポートの必要性を示すラボ検査

　　血中尿素窒素の上昇
　　長期間に亘る金属の尿排泄と解毒
　　長期間に亘る高いクレアチニンレベル

膵臓

膵臓は、血糖値（グルコース）を制御するインスリンを分泌します。膵臓の働きが弱いと、グルタミン酸塩の濃度の増大、GABA濃度の低下、セクレチンの減少、コレシストキニン（CCK）の減少、ビタミンKの減少、およびその他のアンバランスの原因となる可能性があるので、膵臓は健康の回復に不可欠です。

器官は互いに協力し合って機能しているので、消化器官が最適であるのは重要です。もし、膵臓と肝臓が弱ければ、食物の消化機能と食物酸性度のバランスが悪くなります。

腸内細菌叢の不安定が生じる上に（その事は、本章の後半で触れますが）、過剰な酸は次々と問題を引き起こす原因となります。十分な胆汁が無ければ（酸性度に比較して）、脂肪が適正に消化されず、脂肪を溶解する栄養物の吸収を低下させます（ビタミンA、D、Kなど）。セクレチンとCCKの量が、脳機能の一部の重要な部位に影響を与えます。例えば、脳内CCKレベルの低下は、不安とパニックに関係します。このような理由や他の多くの理由から、膵臓のサポートは不可欠です。

(1)膵臓のサポート

消化酵素（少なくとも食事毎に1錠）
オーラパンクレアス（製品名）
アーユルギムネマ
ビタミンK
GABA
クロミウム
セージ
CCKをサポートするRNA（膵液分泌を刺激します）
長寿のためのRNA

第 5 章　肝臓、腎臓、膵臓、胃と腸をサポートする

(2)膵臓サポートの必要性を示すラボの検査結果と他の指標
　常に高いブドウ糖値
　常に低いブドウ糖値
　高い中性脂肪値
　遺伝子検査VDR Fok＋／－変異あるいはVDR Fok＋／＋変異
　CSA便検査での膵臓エラスターゼのアンバランス
　CSA便検査でのキモトリプシンのアンバランス
　CSA便検査での短鎖脂肪酸（イソ酪酸塩、イソ吉草酸塩、n-吉草酸塩）のアンバランス
　CSA便検査での長鎖脂肪酸のアンバランス

腸管

　私が見た多くの子供は腸の過剰な透過性に問題があり、通常これを"腸管壁漏"といいます。微生物は直接この症状に関係しますし、過敏性腸症候群です（IBS）。先の章で述べた様に食物不耐性の主要な原因です。不幸にも、金属が微生物と日和見的に一緒になり、腸の状態が崩れていると金属の解毒はとても難しくなります。ですから腸の状態を回復する事は解毒の前に大変重要であり、このプログラムを通じて継続しなければなりません。又、このプログラムを進めるに従い、常に腸管へのサポートプログラムを意識される事をお勧めします。

腸管壁漏では何が起きているのでしょうか？

　ご覧の様に、腸管壁を密に埋め尽くしている細胞はぎっしりとすき間なくふ設されたレンガの様で、間にすき間がありません。

　これらの細胞は、煉瓦の構造物に例えるとしっかりとすき間なく詰まっているので、消化器官を通過する食べ物を洩らさずに中に保っています。しかし、細胞と細胞の間にすき間ができると、腸から漏れ出て血流に入ります。そこで抗体を刺激し、抗体が異物に対する免疫反応を引き起こします。入ってきた物質が血中にすり抜けると、そこで大きな炎症カスケードを起こします。炎症マーカーであるTNF アルファとIL-6の分泌は、他の生化学反応を起こし、身体に望ましくない色々な問題を引き起こします。中には、気分や認知に影響を与え、興奮毒素による損傷を増大するものもあります。

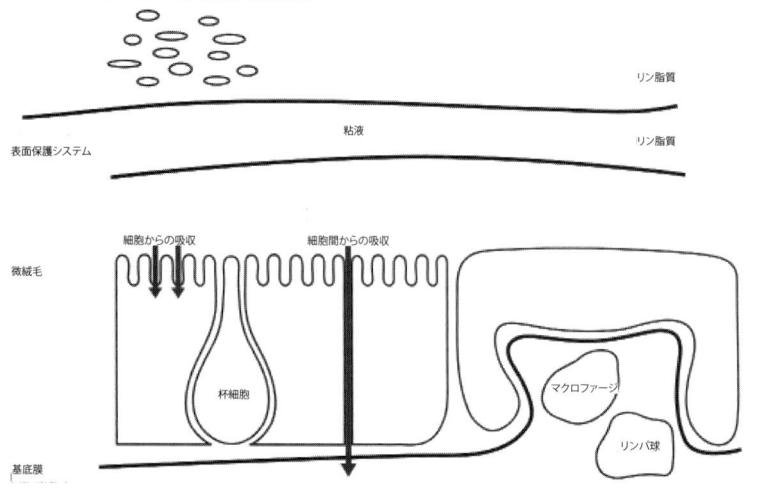

腸の問題は、他の機能に影響を与えますが、また慢性細菌とウイルス感染が甲状腺ホルモンTH1とTH2のアンバランスを引き起こします。重要なのは、腸と、細菌やウイルスによって生じるアンバランスが身体の広範囲にわたる問題を引き起こす事を念頭に置く事です。

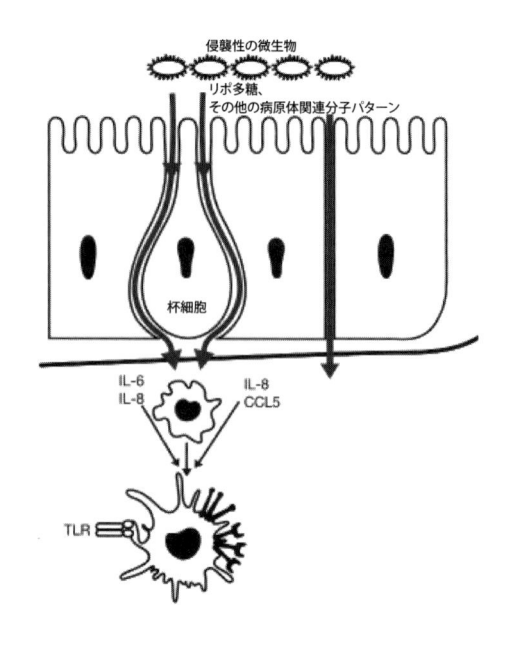

第5章　肝臓、腎臓、膵臓、胃と腸をサポートする

これらを治す最良の戦略は何でしょう？

腸の問題を改善する

　微生物の対症療法の一つは抗生物質を処方する事です。私は重い症状を持っている人が薬剤に頼る事を勧めませんし、IBSに使われるある種の薬剤は望ましくない副作用があります。例えば、あるものはグルタチオン値に影響を与え、またはBH2からBH4のリサイクルを助ける酵素を抑制します。この作用については後で勉強頂きますが、BH4はメチル化サイクルの主要な作用です。

　ですから、プロバイオティクスのサプリメントで通常のフローラ（健康な腸内細菌叢）をサポートすることをお勧めします。腸内に健康的な様々な細菌を住まわせるには、例えば、Suprema Dolphilusやこの章の後で記述する推薦サプリメントなど、良い製造元のサプリメントを交互に服用することも出来ます。再度申し上げますが、好ましい細菌を全て摂取する必要はありませんが、様々な質の良いものを交互に摂取するのが良いのです。このような服用方法を行えば、正常な腸内細菌群が成長し、攻撃型微生物を除去する環境を構築します。もしお望みならば、毎月の終わりに、あなた、またはあなたの医師がCSA便検査を行い、腸内細菌が良い状態である事を確かめてもよいでしょう。

過剰な酸

　腸の不安定のもう一つの要素は過剰な酸です。様々な消化器機能不全が重なって、益々悪化を助長します。例えば、肝臓機能の低下による胃酸過多と胆汁の不足が起きるとその結果、過剰な酸性となり、腸内のpH値が酸性になります。酸性の腸は色々な嫌気性微生物にとって棲みよい環境となり、クロスリジウム属の細菌（ボツリヌス菌を含む）の多くの種類がこれに含まれます。さらに、酵母菌、大腸菌、連鎖球菌が過度に成長し、正常な腸内細菌叢を圧倒します。

　正常な腸内細菌叢のアンバランスは、興奮毒素のグルタミン酸塩によりさらに悪化します。特に酸性の環境では、過剰なグルタミン酸塩は腸管出血性大腸菌を増やします。MSGそのものをグルタミン酸塩として摂取すると、過剰な酸性と胸やけの原因になると言われています。

　このような理由から、過剰な酸に対する対策と健康な腸内細菌（そして好ましくな

い酵母菌、細菌、寄生虫、ピロリ菌、他の好ましくない細菌叢の除去）の維持は消化機能を改善し、病原菌による身体への負荷を減じ、免疫機能を回復します。

ビタミンK欠乏症に関するメモ

　過剰な酸の副産物はビタミンK 欠乏症です。ビタミンKは脂肪に溶解するビタミンですが、他のビタミンの様に貯蔵できないので、毎日摂取する必要があります。通常、腸内細菌が葉もの野菜を消化すると、ビタミンKが作られます。しかし、正常な腸内細菌叢に異変が起きるとビタミンK 欠乏症という結果になります。

　何故我々はビタミンKを必要とするのでしょうか？　第一に、ビタミンKは、健康なカルシウム代謝や、強い骨格や健康な歯の形成に必要不可欠です。ビタミンKは、酵素としてグルタミン酸塩とカルシウムに反応し、カルシウムが骨や歯に適正に配置します。ビタミンK2は、カルシウムが、病的に組織に蓄積されるのを（それは細胞を死に至らしめるのですが）防ぐ事を示して来ました。ビタミンKは、血液凝固に影響を与え、過度の損傷や出血を防ぎます。膵臓には、高濃度のビタミンK（血糖値の制御に不可欠）があります。自閉症的行動を取る子供は殆ど、血糖値を耐容する能力が不安定になっています。血糖値の制御を助ける事により、ビタミンKは低血糖に関連する不安感の高まりを制御するのを助けます。脳の他に、興奮毒素のグルタミン酸塩を集める器官は膵臓なので、このことは、膵臓および血糖値の制御にさらに害を与える事になります。その様な理由で、グルタミン酸塩の抑制およびビタミンKの増量は膵臓の働きを助けます。

ビタミンK　の豊富な食物
　　アボカド, オリーブ油, ブロッコリ, ピーナツバター, キャベツ, ピスタチオ, キャノーラ油, プラム, ニンジン, ジャガイモ, カリフラワー, スナップエンドウ, セロリ, 大豆油, キュウリ, ホウレンソウ, グリーンピース, 甘トウガラシ, キウイ, トマト, レタス, カブラナ, 味噌, クレソン

第5章　肝臓、腎臓、膵臓、胃と腸をサポートする

腸の健康に欠かせない要素

　腸の健康を回復する為に、腸には第一に免疫システムがある事を忘れないようにしましょう。その結果、腸の機能を回復すると、次の事柄が伴って起こります。

- 腸の組織の完全性と消化を助ける。
- 腸内細菌には望ましく、健康に良くない微生物には望ましくない環境を整える。
- 健康に良くない微生物の異常増殖に対処する。
- 全体的に免疫機能を強化する。
- 炎症に取り組む。

　抗菌ハーブ剤に付いて記述します。通常、私は7種類のハーブをお勧めするのですが、CSA便検査の検査結果に基づいたハーブをお勧めします。 微生物学を学んだで、同時に7種類の異なるハーブで微生物を攻撃できるなら、その内の1種類のハーブに耐性を起こす事はないでしょう。さらに、私が調合するハーブは身体に他の良い効果をもたらします。 私の個人的な考えでは、一つの微生物サポート用ハーブを高用量用いるよりも、異なるハーブを少量ずつ使用する方が望ましいと思います。例えば、1日に3回7種類のハーブを低用量で用いれば、継続して安定的に服用することになり、実際にこれらの細菌を殺す事が出来るのです。

(1)抗菌薬の処方

　抗菌薬への処方に付いて、多くの親が投書して、次の様に言います。"うちの子は本当に抗生物質が必要なの？"と。子供が本当に抗生物質を必要とするなら使用して下さい。私自身の抗生物質とその運搬に関する研究に携わった経験により、もし抗菌性ハーブが作用しなかったら、この様な微生物を制御し、身体を助ける為に必要なものは何でも使ってもかまわないだろうという結論に至りました。その際は身体に良いサプリメントも必ず同時に摂取して下さい。慢性の細菌感染症は、細菌の負荷に伴うアルミニウムの貯留を伴うので、もしあなたのお医者さんが抗生物質の使用を勧めるなら、抗生物質を使ってその細菌を除去する方が、使わずに悪化させるよりよいでしょう。その後で、自然の成分を使用すれば腸の健康状態を長く維持する事が出来ます。再度、私はあなたが3種類か、4種類か、5種類の、さらには6種類位多くの異なる種類のハーブを交代で使う事をお勧めします。 私は身体が処方に慣れて反応しなくならない様にハーブを混ぜて使用します。又、ラクトフェリンと細菌へのRNAも優れた新製品です。私たちには、整腸剤として特に効果のある新しいRNAの製品

が幾つかあります。この新しいRNA製品は、CSA便検査の結果を見ながら加えます。整腸剤として使用するその他のものとしては、消化器系のpHをサポートするRNAが、pHのバランスを調整して細菌を減らし、健康的な腸内細菌叢を維持します。細菌感染はホルモンの成長を抑制するソマトスタチンを増加させます。

(2) 胃腸消化器官全般のサポート

消化酵素：Super Digestive Enzyme
スプレマ・ドフィラス：Suprema Dophilus
チョラコール：Cholacol
ウルトラ・ダイアリー・サポート：Ultra Dairy Support
フロラスター：Florastor
アレルドフィラス：Allerdophilus
ラクトバシラス・プランタリウム：Lactobacillus Plantarum

(3) 腸管の健康へのサポート

CCKをサポートするRNA
S免疫グロブリンが多い特別な初乳：Bioactive Colostrum
腸管をサポートするRNA、毎日3回
お腹のpHをサポートするRNA
カンディソル：Candisol
ラクトフェリン
ナイスタチン：Nystatin
CSA検査結果に基づくRNAサポート
細菌へのRNA

(4) 便秘に効果のあるサプリメント

マグネシウム／ルバーブ／ビタミンC

(5) 微生物ハーブミックス

オレゴン・グレープ
カプリル酸
ヒドラスチス：植物　Goldenseal
抗菌ハーブのローテーション：CSA 感受性テストに基づく
ツツジ科ウバウルシ：期間限定使用　Uva Ursi
グレープ・フルーツ抽出
クランベリー

(6) 悪性細菌を示すラボの検査結果内容とマーカー

慢性耳感染症の既往歴
連鎖球菌感染の母親の既往歴
細菌性肺炎の既往歴
CSAによる連鎖球菌、大腸菌
CSAによる他の病原菌
MAP（Genova社有機酸）検査におけるキヌレン酸の上昇と、CSA検査による確認
MAP（Genova社有機酸）検査におけるキノリン酸の上昇と、CSA検査による確認
MAP（Genova社有機酸）検査におけるFIGLUおよびDHPPAの上昇
腸管pHの低下

　CSAに異常が無ければ、胃腸機能プロファイル検査を行って嫌気性菌を探すことも考えられます。

(7) 酵母菌のアンバランスを示すラボ検査結果

MAP（Genova社有機酸）におけるアラビノーズの上昇、CSA検査による確認
CSA検査に現れた酵母菌の存在

(8) 寄生虫を処理するサポート

パラデックス

(9) 寄生虫の存在を示すラボ検査結果

CSA 検査あるいは胃腸機能プロファイル検査に現れた寄生虫の存在
血液検査における好酸球レベルの上昇あるいは顕著な低下

(10) ヘリコバクターに対処するためのサポート

マスティカ・ガム
Stomach pH Balancing RNA：胃の pH バランスをサポートする RNA
初乳　コロストラム
pH 中和用サプリメント：Buffer pH Supplement
スーパー K

(11) 望ましくないヘリコバクター量を確認するラボテスト

ヘリコバスター・テスト

(12) 炎症に対処するためのサプリメント

クークミン：COMT V158M ＋に対しては量を限定
General Inflammatory Pathway Support RNA：炎症経路へのサポート RNA
免疫亢進を解消するための RNA：COMT V158M ＋に対しては量を限定
Cytokine Inflammatory Pathway RNA：サイトカインバランスへのサポート RNA
Advanced Joint Inflammatory Pathway Support RNA：関節へのサポート RNA
Stress Foundation RNA：ストレスへのサポート RNA
Lung Support RNA
初乳
Kidney Inflammatory Pathway Support RNA：腎臓炎症へのサポート RNA

(13) 炎症の指標

CSA 検査による腸 pH の低下
CSA による S 免疫グロブリン A（sIgA）のアンバランス
CSA によるラクトフェリン値のアンバランス

第5章　肝臓、腎臓、膵臓、胃と腸をサポートする

MAPテストにおける高いキヌレン酸または高いキノリン酸

⒁ 免疫システム／胸腺／脾臓の強化剤
初乳
IVIG
オーラトリプレックス：Ora -triplex
イミュノ―フォルテ：Immuno-forte
スピルリナ：Spirulina
IP6
マイコスーティクス茸／ベータグルカン：Mycoceutics mushroom w/ beta glucan
Kidney Inflammatory Pathway RNA：腎臓炎症へのサポートRNA

⒂ 免疫サポートに対する必要性を表すラボ検査結果

イミュノサイエンス検査パネル：ImmunoSciences test panelsにおけるアンバランス。

腸プログラムの要約

あなたや子供さんが腸内細菌叢のバランスを取るのが難しい場合には、次のような腸プログラムの3手法を実行する事をお勧めします。

1. **腸の環境を変える。**： 好ましくない微生物の成長に貢献しない様な腸の環境作りをサポートし、有益な微生物の長期に亘る成長を促す。
2. **供給元**：供給元をローテーションで変えて正常な腸内細菌叢を確立する。
3. **微生物**：望ましくない腸の微生物を除去する。望ましくない微生物の存在を明らかにする検査結果を見て、あなたのお子さんの消化器官に最適なハーブ混合物を決める。

結論として、ステップ1では、腸のプログラムの下準備をしています。ステップ2のパート2では、望ましくない微生物および一緒に存在する金属を除去する方法へとアップグレードします。感染症への取り組みに関してさらに質問があれば、第7章を見て下さい。

第6章　ステップ2　解毒
パート1 メチル化サイクルの最適化

　検査結果が来ますと、プログラムの先へと進みたいと思うようになるでしょう。しかし、本章の内容を実行し始める前に、私は2つの事を申し上げたいと思います。最初に、ここで述べられている内容を正しい手順で実行することが重要であることです。次に、解毒が身体に非常に多くのストレスを与える可能性があるので、私はステップ2に進む前に、ステップ1の内容を十分に時間をかけて習得して下さるように常に皆さんに助言しています。さらに、プログラムを先へ進めていく時にも必要であれば、ステップ1のサプリメントを継続して取ることをおすすめします。ある子どもにとってはその期間は長く、一生涯続くこともあるでしょう。また他の子どもでは、一旦主要な解毒が功を奏して機能が回復できれば、あなたの医師の助言を得た場合には、サプリメントを段階的に低減することが可能かもしれません。プログラムの解毒部分の目標は現在の毒素の重荷を軽減することですが、将来、有毒な環境曝露をすべて永久に除去する方法はないと心に留めておいてください。損傷を受けやすい遺伝的特徴がある人々が健康を維持するためには、メチル化サイクルおよび一部の器官を生涯にわたって補完する必要があるかもしれません。

解毒への理解

　ステップ2では、メチル化機能を回復することで、解毒を促進します。メチル化が改善されると蓄積されたウイルス、金属および細菌を排泄するように体に促すので、キレート療法による排泄は体の自然作用による解毒とは異なることを理解することは重要です。

　その違いを理解するためには、回転ドア（オフィスビルまたはホテルで見かける）を思い描いてください。私たちの体では、人々がちょうど回転ドアを通って行き来するように、毒素も体を出たり入ったりします。このような作業が一生を通じて続くので、私たちは毒素が充満した世界の中でも生き残ることができるのです。

第6章 ステップ2 解毒 パート1 メチル化サイクルの最適化

　しかし、メチル化サイクル変異を引き起こしている人の場合、回転ドアがうまく機能しないようなものです。毒素は体内へ入りますが、容易に外に排出されません。むしろ毒素は蓄積していきます。

　あなたがキレート剤を使用する場合、それは建物の通用口から蓄積された毒素の一部を取り出すのに似ていますが、回転ドアは損なわれたままです。キレート剤の使用は毒素の除去を活発にしますが、ドアを修理することができません。その結果、一旦あなたがキレーションをやめれば、毒素は再び蓄積します。

　他方、ニュートリジェノミックス検査は、ドアを修理する方法を明らかにするものです。すなわち栄養分を摂取する事によって変異を迂回し、体の自然な解毒システムが適切に働くことを可能にさせる手法です。その結果、このプログラムによって、特にあなたの回転ドアが長い間閉鎖されている場合は、解毒レベルの上昇を実感できるかもしれません。解毒の兆候は不快感が伴うことがあるので、人々は、実際に解毒されているためなのか、あるいは単に特定のサプリメントに対する反応が良くないためなのかしばしば疑問に思います。金属の排出をモニターするには、尿、便、髪および血液中の有毒金属検査を実施することをお勧めします。検査結果で金属の排出が明らかになれば、あなたは解毒を確信できるでしょう。そして、実際にあなたの回転ドアが再び機能します。またこの同じ検査によって、さらに金属排出のレベルを追跡することも可能になり、その結果、サプリメントを調節することもできるでしょう。

体内ミネラルの検証

　私は、あなたが変異の取り組みへと進む前に、必須ミネラルのバランスを確認することをお勧めします。検査結果では金属排出と共に必須ミネラルの低下がしばしば認められるので、必須ミネラルは尿中必須ミネラル（UTEE）検査で、有害金属は尿中有害金属（UTM）検査でわかります。その両方を規則的に検査することをお勧めします。検査結果が高い金属排出レベルを示す場合は特に重要です。UTEE検査の結果は、どの必須ミネラルが低いのか、またサプリメントの摂取が必要かどうかを知らせてくれます。

UTM／UEE検査結果に基づいて推薦するサプリメント

(1) カルシウムを増やすサプリメント

カルシウム／マグネシウム／ビタミンD／ビタミンK（カルシウム＆クエン酸マグネシウム）
Bone Support RNA：骨へのサポートRNA

(2) 他の必須ミネラルを増加させるサプリメント

ナトリウム：好気性NO7
カリウム：好気性KO7
リン（リン複合剤）
マグネシウム
亜鉛

(3) クレブス亜鉛
MAPの検査でさらにクレブス補助の必要性が判明した場合のみ

銅
マンガン
モリブデン
ホウ素
クロミウム・ピコリネート
リチウム・オロテート
セレン・ドロップあるいはセレン錠剤
ストロンチウム
バナジル：硫酸バナジル

　必須ミネラルのレベルを追跡記録して、安定した状態に保ってください。全体的なサポートには、Cell foodと一緒にバイオナティバス（BioNativus）の液体ミネラルを摂取してください。服用量は1日当たり2〜3滴です。

第6章　ステップ2　解毒　パート1　メチル化サイクルの最適化

解毒中のミネラル補助

　水銀の排泄は、リチウム濃度とヨウ素濃度に影響する場合があります。サプリメントのイオドラル（Iodoral）を1/4から1/2錠（あるいは他の天然素材のヨウ素）摂取すればヨウ素のバランスを取り戻すことができます。健康なリチウム濃度を保つには、1/4のリチウム・オロテートが推奨されます。鉛の排泄後には、頻繁に、カルシウムの減少が見られます。カルシウムは興奮毒素の作用を刺激するので、特にグルタミン酸塩が高い患者には、正常なカルシウム濃度より低めの濃度が良いと思います。カルシウム補助には（検査結果で必要性が示される場合）、薬草にイラクサ、カモミールおよびチャービルのような他の鎮静効果のある成分を加えて用いることができます。それでも正常範囲内の濃度にならない場合は、マグネシウム（興奮毒素の作用を防ぐ）およびビタミンDとビタミンK（体内のカルシウム運搬に必要）を含むカルシウム栄養補助食品を使用してください。

　ハコベ、タンポポの葉およびイエロー・ドックはホウ素の自然の宝庫です。ホウ素は、カルシウムのように、鉛排泄中に低下するかもしれません。ハコベはさらに皮膚の発疹に役立ちます。イラクサは、炎症性メディエータを減少させ、かつセロトニンの増加を助けます。タンポポの葉は腎臓を支援します。またイエロー・ドックは規則的な排便を助けます。ホウ素の補助が必要な場合は、これらの材料すべてを少量ずつ混合するか、あるいは他の有用な特徴を調べてそれを基に一つだけ選んでください。

　マグネシウムを補助するもので非常に吸収の良いサプリメントはクエン酸マグネシウムです。マグネシウムのレベルを上昇させ、マグネシウムの割合がカルシウムより高くなることを目標にして下さい。高用量の亜鉛は、グルタミン酸受容体の活動を引き起こすことがあるので、1日当たりの40mg（またはそれ以下）の亜鉛をジンク（ピコリン酸亜鉛）あるいはボディ・バイオ・ジンク（Body Bio Zinc）のいずれかで摂取して下さい。MAP（Genova社有機酸検査）の検査結果でクレブスの中間物質がすべて低いことが明らかになった場合、クレブス回路の亜鉛サプリメントを使用してもよいでしょう。

あなたが後に本章の中で学習するように、健康なモリブデン・レベルは亜硫酸塩の解毒を助けます。

セレニウムは水銀の解毒に役立ちます。ですから適切なレベルのセレニウムを確保できるように、指示されたサプリメントを摂取してください。

マンガンもまた重要な鉱物です。マンガンは次の働きを補助します。
- ドーパミンを産生します。
- ビタミンCの機能を助けます。
- インスリンの産生を助けます。
- アセチルコリン（交感神経系および副交感神経系の両方の主要な細胞受容体に作用する神経伝達物質）の生産します。
- クレブス回路の活動を開始します。
- 過剰なアンモニアを解毒します。

慢性的なマンガン欠乏症によく見られる兆候としては、コレステロール値の低下、アルカリ・ホスファターゼ値の上昇、またT細胞を媒介とした免疫機能（胸腺の問題が原因で）の低下などが含まれます。

ミネラルを適所に補助できたら、あなたがステップ2を始める準備ができているかどうか評価してみましょう。

ステップ2を始めるに際して、次の準備はできていますか？

何時ステップ2に進めばよいのでしょうか？以下にその要件となるものを記します。

- 消化、吸収および栄養の改善。一連の臓器系の機能がすべて改善している事
- 興奮と機能亢進 stims 発生率の減少
- アイコンタクトの改善
- 正常な睡眠、および腸管の状態の改善

第6章　ステップ2　解毒　パート1　メチル化サイクルの最適化

　変異に取り組む準備が整っていることを確認するために、UAA（尿経路アミノ酸検査）、MAP（有機酸検査）、CSAおよびUTEE／UTMを含む一連の検査を行い、ステップ1の初めに既に行なったベースライン検査と比較して、体の状態がどの程度改善されたかを調べるとよいでしょう。ステップ1で用いた全般的なサプリメント補充のプログラムを確実に継続してください。その結果、排泄過程で免疫系および他の様々な内臓器官を、十分にサポートすることができます。

サプリメントの追加

　メチル化サイクルの補助として推薦されるサプリメントに関しては、すべてのカテゴリーのすべてのサプリメントを取る必要はないことをもう一度心に留めておいてください。しかし、一部の人々にとって、すべてのサプリメントを使用することが結局は必要となるのかもしれません。また一部の人々は薬草またはサプリメントに過敏かもしれないので、ステップ1の場合と同様にサプリメントをゆっくり追加して、新しく追加したサプリメントがあなたやあなたのお子さんに合うか否かを数日間かけて確認し、その後に先に進めることが重要です。サプリメントを全て導入するには時間がかかります。もう一度言いますが、これは短距離走ではなくマラソンです！

　特に明記しない限り、私が推薦するサプリメントの服用量は、カプセル剤または錠剤1/2個から1個です。この量は、びんのラベルに書かれている推薦量以下です。私の考えは、関連する機能を備えた重複する多くのサプリメントを低用量で使用することです。

　私が推薦する各変異に特異的なサプリメントについては、あなたのメチル化経路分析遺伝子検査結果（MPA）を参照ください。現在行われている研究および臨床経験に基づいて、私は推薦するサプリメントに継続的に調整を加えています。

遺伝子の変異の迂回

　ステップ2では、メチル化サイクルにおける遺伝子の変異を迂回するプログラムを説明していきます。多くの重要な身体機能がメチル化サイクルに結び付いていることを考えると、適切なメチル化サイクル機能を得るには、ウイルス、細菌および金属の解毒プロセスを始める必要があります。一部の例（全てではありません）では、メチル化最適化による解毒だけで十分であり、その他に何らかの手段を講じる必要ありま

せん。解毒が進むとともに、機能が回復されます。しかし、多くの場合では、メチル化機能の回復のみで解毒のプロセスが終わるわけではありません。そのために、ステップ 2 のパート 2 の中で（第 7 章）、私は、本章の中で概説したメチル化サポートに続いてより高度な解毒オプションへとあなたを導いていきます。このようなオプションによって慢性ウイルス・細菌の感染症の改善を促進し、次いで私が以前話したように、有害金属の排泄を促します。

ダイナミック・サイクル

　本書を通じて学習したように、私は、メチル化経路全体を、自閉症を含む多くの深刻な疾患に対する潜在的な遺伝的感受性を示す「バイオマーカー」と見なします。

　あなたがメチル化サイクルを本書の図で見る場合、このサイクルは静的で水平に見えますが、実はそうではありません。実際には、常に動いています。様々な酵素反応が絶えず分子と化学物質の間に生じています。それは本当に動的で生きています。私は、このサイクルの動画バージョンを開発することができたらと常々考えています、そして近い将来実現したいと思います。

　お気付きのように、これらの説明図は互いに噛み合うギアのようなものです。説明図が一連の連結する水車のギアであると想像してみてください。車輪は、常に右回りの方角に動き、車輪が抱えているものをサイクルの次の段階へ注ぎ入れます。様々な要所に計量所があり、各計量所には、特定の仕事を持った組立てライン労働者が配置されています。その労働者は前方のなだらかな水流の中に特定の成分を加えるか、差し引くか、または組み合わせを行います。これらの労働者のうちの誰かが成分を加えることを怠るか、または、ほとんどを加えないと、その影響は組立てラインの下流の労働者に及びます。そして、予定通りの最終生産物を生産することができなくなるので、他の労働者がそれに対処しなければならなくなります。したがって、ニュートリジェノミックス検査を通じて、私たちは、どの持ち場に問題があるのかを突き止めることができ、また、それが何かを特定できます。そして私たちは補完することで確実に良い結果が得られるのです。

第6章　ステップ2　解毒　パート1　メチル化サイクルの最適化

　私が生化学の言語を使用する時は、科学的用語は、ほとんどの場合、計量所やそこで何が加えられるか、あるいは何が差し引かれるのか、または水車の水が前進する時にどんな影響を及ぼすのかを描写していることを常に心に留めておいてください。

　さらに、サイクルとその動作について話す場合、私は時々、時計に例えます。私が12時あるいは5時という言葉を使う時は、これは話題にしている時計の一点（すなわちサイクルの一部）を皆さんに容易に見つけてもらうための省略表現だということを知っていてほしいのです。

検査結果への理解

　現在も将来も、私は正しい遺伝子情報を用いることがヘルスケアの重要な部分であると固く信じています。私のプログラムを実践しようとする人は、ある意味では開拓者です。個々に応じたヘルスケアの手法は、ほとんどのアメリカ人が生まれた時から慣れ親しんできた医学とは異なるので、これに精通している人はほとんどいないでしょう。この種の遺伝子分析やそれに基づくサプリメントの指導ほど個々に応じたアプローチは他にありません。したがって、プログラムの全体にわたって、皆さんから多くの質問が出ることでしょう。皆さんには確たる根拠のある基礎的知識をお教えし、また本書の中で最も良く聞かれる質問にも答えていきます。

　さて、あなたの検査結果が到着した時に、そこに何が記されているかについてお知らせしておきましょう。あなたのニュートリジェノミックスの分析結果には、あなた個人の検査結果が記述されています。分析結果は、変異がどこに存在するかを示すので、その結果、あなたが何に取り組むべきかが分かります。私が推薦する特定のサプリメントは変異別に一覧表になっています。

　あなたの検査結果は、メチル化経路分析報告書（MPA）を含みます。MPAは、あなたやあなたのお子さんがどの変異（SNPとも呼ばれます）を持つのかを示す色分けされた図表です。必要に応じて何回でもこのMPAを復習して下さい。そうすれば、徐々にこの各SNPに精通してくるでしょう。MPAは、特定のSNPの結果に合ったサプリメントについて概説しますし、またメチル化サイクルの各SNPに見られる欠乏をサ

ポートするために、なぜサプリメントが推奨されるのかを詳細に説明します。さらに、本章ではサプリメントを使用する論理的根拠についても説明しましょう。

　プログラムのこの部分では、あなたは、徐々に特定の順番でサプリメントの実践経験を積み重ねていくことになるでしょう。あなたがSNPおよびSNPの機能の部分について習熟するにつれて、サプリメントを推薦する論理的根拠も明瞭になります。理解が深まると、それによってプログラム全体を通してあなたの意志決定プロセスがサポートされることになります。したがって、いつ新しいサプリメントを加えるかの決定に役立つだけでなく、そのサプリメントの効果についても熟知することになります。これらのこと全てが、あなた（あるいはお子さん）が、プログラムの進行具合を追跡する上で役立つでしょう。知識は、あなたやあなたのお子さんのヘルスケアを管理する時の力となります。

　良く聞かれることは、検査の遺伝子情報が永久的、あるいは一時的なものかという質問ですが、その情報は永久的なものです。遺伝子のスウィッチのオンやオフを管理するエピジェネティックス、すなわち、遺伝子発現は変化する場合がありますが、遺伝子それ自体は変化しません。あなたが覚えているように、私は、以前この事を本書の中でコンピューターに例えて説明したことがあります。MPAは現在も、明日も20年後も不変のロードマップです。あなたのMPAに基づいて推薦サプリメントのすべてをプログラムの初日に実行する必要はありません。サプリメントの多くは今すぐ必要でなくても、後で必要になるかもしれません。

●ニュートリジェノミックス検査の読み方

　DNA分子は塩基と呼ばれる4つの窒素含有化学物質から作られます。これらは、アデニン、チミジン、シトシンおよびグアニンですが、一般にはそのイニシャルによってそれぞれA、T、C、Gと呼ばれています。各々の遺伝子はそれぞれの塩基配列を持っており、A、T、C、Gの各文字は一つの遺伝子を他の遺伝子と区別するために使用されます。

　ニュートリジェノミックスのプロフィールおよびMPAでは、各遺伝子には2つのコピーがあり、プラス（＋）かマイナス（－）のいずれかで印が付けられていることに気づくでしょう。一つのコピーは片方の親から来ます。両方のコピーが同一の場合（変

第6章　ステップ2　解毒　パート1　メチル化サイクルの最適化

異の有無に関わらず)、プロフィールは＋／＋あるいは－／－として示されるでしょう。その場合、私たちはそのコピーを「ホモ接合体」と呼びます。しかし、一つのコピーに変異（＋で表示されます）があり、他方には変異がない場合（－で表示されます）、私たちはそれを「ヘテロ接合体」と呼びます。

例えば、MTHFr遺伝子について、私たちはC677Tと表される特別のSNPを見つけたとします。この英数字の名称は、DNAの位置677で研究室がCからTへの変化を変異と見なしていることを明らかにしています。呼び出し符号Tおよびプラス（＋）表示は標準からの変化、すなわち変異を示します。変化がない場合、この場合は呼び出し符号Cおよびマイナス（－）表示はこの遺伝子が標準のままであり、変化、変異が無いことを示します。

ステップ2は何処から始めるべきでしょうか？

メチル化サイクルの様々な部分の機能は、サイクルのあらゆる場所で影響を招く可能性があるので、特に3つの重大な変異であるSHMT（セリンヒドロキシメチルトランスフェラーゼ）、ACAT（アセチルCoAアセチルトランスフェラーゼ）およびCBS（シスタチオニンβ合成酵素）に関しては、変異に対して正確な順序で取り組むことが重要です。私はこれらを最優先で取り組む変異と呼んでいます。SHMTまたはACATがある人は、それらの変異について書かれた箇所を読み、必要ならば、最初に取り組んでください。また、その後、必要な場合には、次にCBS（シスタチオニンβ合成酵素）の変異に取り組んでください。CBS変異のみがある人は、本章の後半で取り上げる第2優先順位の変異に移る前にそれに取り組んでください。最優先で取り組む変異が何もない場合は、このセクションを抜かして、第2優先順位の変異から始めてください。（すべての変異の名前については、段々に馴染んでいくでしょう。）各々の変異について検討を始めるとともに、私は下記事項についても説明していきます。

- メチル化サイクルでの変異の位置および活動
- 変異が適切に機能する時あるいは機能しない時に、私たちに分かる生化学的変化
- 変異が存在する場合、機能の改善を支援するサプリメントに関する提案
- 生化学検査は、あなたがマーカーを追跡してメチル化サイクルがアンバランスであるか、あるいは適切なバランスかを判断する時に役立ちます。

ニュートリジェノミックスの検査結果に関連した変異についてのセクションを通読して、あなたが何に取り組むのかを感じ取ってください。

この順番で変異に取り組んで下さい。

1. ミネラルのバランスを取ること。
2. できれば腸および臓器系のバランスを取ること。しかし、SHMT（セリンヒドロキシメチルトランスフェラーゼ）とACAT（アセチルCoAアセチルトランスフェラーゼ）の変異がある場合は、SHMTとACATのサポートを行えば、腸機能を改善できます。
3. 最優先で取り組むべき変異：SHMTとACAT。
4. 最優先で取り組むべき変異：CBS（シスタチオニンβ合成酵素）。
5. アンモニア・プログラムを始めてください：NOSとSUOXに対して。また必要な場合はその他に対しても。
6. 必要な場合のみミトコンドリアのサポートを始める：筋衰弱、疲労あるいは他のミトコンドリア機能障害の指標が存在する場合。
7. 気分または攻撃性に対して基本のサポートで支援：ACEとMAOA。
8. メチル化サイクルの近道へのサポートとしてPS／PE／PCおよびヌクレオチドを加え、少なくともメチル化サイクルを確実に機能させるように図り、回り道をサポートするためのサプリメントの導入に備えること。
9. 徐々にメチル基供与体（MTR、MTRR、MTHFr）を導入する経路（COMTの状態による）周囲の回り道と近道をサポートするために第2優先順位の変異に取り組んでください。
10. BHMTへの取り組み。
11. 徐々にメチル基供与体を増やすこと：COMT＋／＋でない場合
12. ミトコンドリアのサポートを加えること：もし以前に導入されていなければ。
13. 尿素のサポートを行ってください。
14. アミノ酸サポートを加えてください。

第6章 ステップ2 解毒 パート1 メチル化サイクルの最適化

詳細については、変異に関する情報の後で説明します。

遺伝子の変異の概要

●最優先される変異および第2優先順位の変異

- **SHMTまたはACAT変異**： もし次の検査結果のうちの何れかが判明した場合は、最初にそれに取り組んでください。UTEE検査での鉄分の上昇、CSA検査での短鎖脂肪酸（SCFA）のアンバランス、スベリン酸、ベータ水酸基メチルグルタル酸、あるいはMAP検査における他のケトンや脂肪酸の代謝物質のアンバランス。あるいは、重症の腸疾患あるいは筋衰弱がある場合（アルミニウム貯留と関係がありえます）。
- **CBS変異**：CBS変異の問題を最初に処理しないと、他のメチル化サイクルのサプリメント摂取がアンモニア濃度の増大、タウリン値の上昇、硫化水素および他の有毒硫黄副産物に結びつく場合があります。私たちはアンモニア・プログラムでこの問題に取り組みます（以下を参照）。
- **MTR／MTRR**：MTR／MTRRによってメチル化サイクルを囲む「回り道」をサポートすると同時にBHMT酵素によってサイクルを通る「近道」をサポートすることで、残りのメチル化サイクルのアンバランスに取り組んでください。

最優先すべき遺伝子の変異

●SHMTとACATの変異に取り組む

　SHMTまたはACATの変異がある方は、 時に腸内毒素症およびアンバランスな腸管内菌叢を験する傾向があります。 腸管内菌叢のバランスが取れるようになるまで、望ましくない微生物が有害金属を保持するという危険性があります。したがって、ACATやSHMTの変異と同時にアルミニウムを保持する大きな可能性を与えるような他の変異（MTHFr A1298C）がある方にとっては、これらの変異に取り組む前に、検査結果と一緒に受け取るMPAに記載されているサプリメントを用いてSHMTまたはACATサポートによって、まず腸内環境全般を安定させることが必要です。

　SHMT＋およびACAT＋の両方が存在する場合、 まずSHMTへのサポートから始め、それが定着したら、ACATサポートを追加します。

(1) SHMT遺伝子変異に対する理解

　パトリック・シューテーバー博士の研究に基づいて、私は、SHMT変異がメチル化サイクルを回り道および近道の両方から離れさせ、チミジンの産生につながる副反応への道に導くのだという結論に達しました（図解を参照）。

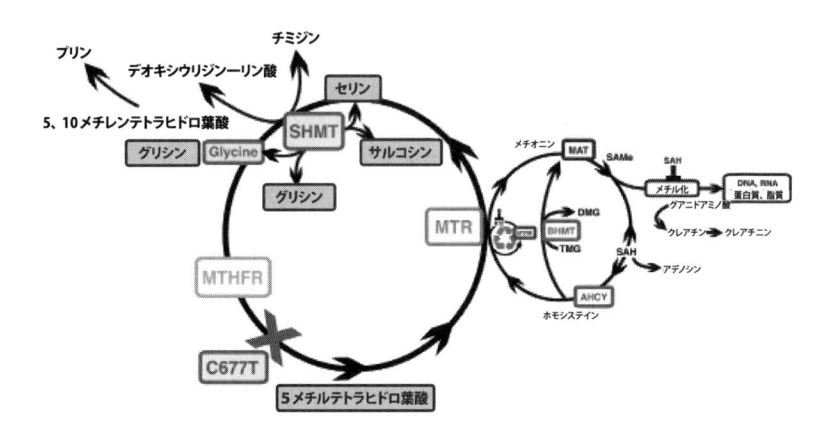

　サプリメントとしてヌクレオチド（私たちのDNA塩基の形態の一つ）で補足することは、チミジンをサポートし、さらにメチル化サイクル活動を適切に維持することになると思われます。また、鉄および「5ホルミルテトラヒドロ葉酸」と呼ばれる葉酸の1形態は共に、SHMT活性の調節に役立ちます。低用量の5ホルミルテトラヒドロ葉酸（製品としてはActi-Folateがあります）と共にラクトフェリン（鉄量の調整に役立つ）を使用すると、メチル化サイクル周囲の近道と回り道へメチル化活性を戻すのに役立ちます。

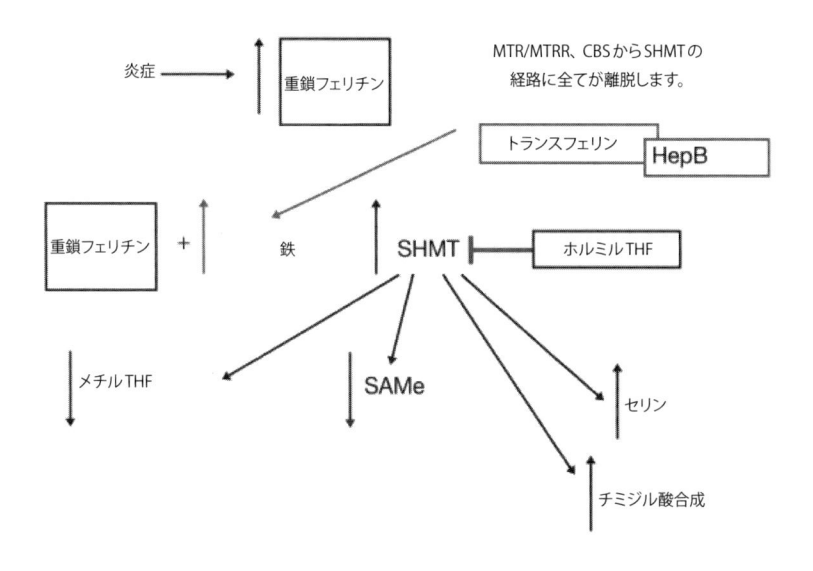

第6章　ステップ2　解毒　パート1　メチル化サイクルの最適化

```
炎症 ──→  重鎖フェリチン        MTR/MTRR、CBS から SHMT の
                                経路に全てが離脱します。

                                     トランスフェリン  HepB

  重鎖フェリチン  +   鉄    SHMT ┤ ホルミル THF

    ↓          ↓         ↓         ↘
  メチル THF         SAMe            セリン
                        ↘
                         チミジル酸合成
```

(2) ACAT 遺伝子変異に対する理解

ACAT（アセチル CoA アセチルトランスフェラーゼ）は、重要な経路に影響を与え、またそれによって生化学機能の領域にも様々な影響を与えます。その中には下記のものが含まれます。

- コレステロールの形成に役立ちます。
- 細胞膜内の脂質バランスおよび流動性を確保し、それによって神経機能に影響を与えます。
- クレブス回路とミトコンドリアにおいて、そのエネルギー産生に寄与します。ミトコンドリアは細胞活性に信号を送り、細胞エネルギーを供給します。
- シュウ酸エステルの蓄積を媒介し、過度になると腎結石および他の健康問題の原因となる可能性があります。

ACAT はコレステロール合成および膜脂質バランスに関与します。胆汁酸は、まずコレステロールから合成され、次にタウリンに結合します。高いタウリン値（しばしば ACAT で見られます）は、結合する胆汁酸の欠乏を示している可能性があります。胆

汁酸塩がACAT活性を増加させることが示されるので、胆汁酸塩はACATの問題を解決する可能性があります。加えて、ポリコサノールは膜脂質のバランスと流動性を助け、それが神経機能に影響を与える可能性があります。

ACATに影響を受けるかもしれない経路の次の部分はアセチルCoAの量であり、アセチルCoAはTCA回路（クレブズ回路とも呼ばれる）の上部の12:00の位置に流れ込みます。ベンフォチアミン、リボフラビンとパントテン酸は、ピルビン酸とＴＣＡ回路の間の反応をサポートします。さらに、αリポイック酸（ALA）の低用量は、特定の反応でアセチルCoAに置き換わることが示されました。少量のALAサプリメントまたは局所のALAローションを使うことができます。ALAへのサポートに関しては、量が多い方が必ずしも良い結果がでるとは限りませんが、一部の症例では高用量のALAが素晴らしい効果があることが報告されています。ALAの使用は遺伝的特徴および生化学ラボデータの両方に基づいて決めるべきです。

クレブス回路／TCA回路のアセチルCoA地点の遮断は、シュウ酸エステルの蓄積とメチルマロン酸（MMA）レベルの増加につながる場合があります。サイクルを移動させ続けるために、11時地点のシュウ酸エステルは、12時地点で入ってくるアセチルCoAと結合しなければなりません。低用量ビタミンKとラクトフェリンは、その活性を手伝います。

ACATおよび高濃度のMMAは、アデノシルB12、他の型のB12、低用量ビタミンEコハク酸塩、ラクトフェリン、少量のアクティトフォレート（ActiFolate）とヌクレオチドを用いて、同じ方法で対処します。MMAは、電子伝達に不可欠であるコハク酸CoQ還元酵素を阻害する可能性があります。ビタミンK（メナキノン）とCoQ 10（ユビキノン）は、これらの場合電子受容体として働く可能性があります。

高濃度のメチオニンがACAT変異を伴うように思われるので、SAMe、胆汁酸塩、グルタチオン（GSH）とCoQ10を使えばメチオニンの転換を助けることができます。クルクミンとクエルセチンは、硫黄転移経路をGSHへ変える手助けをします。あまりにGSHが多いとグルタチオンに変える酵素を前段階に戻して阻害する可能性があるので、私は単にGSHを加えるのではなく経路全体をサポートしたいのです。

第6章　ステップ2　解毒　パート1　メチル化サイクルの最適化

●CBS遺伝子の変異に取り組むこと

　私の見解によれば、CBS遺伝子変異は自閉症の治療に対する挑戦を有意に増やし、2つのCBSのSNPの一方または両方がある人にとって最優先で取り組む課題となります。概して、メチル化サイクルの変異は酵素機能の低下か障害につながります。しかし、CBSのSNPは酵素活性の増大（「上方制御」と呼ばれる）に結びつきます。これはどんな結果を生みだすでしょう。

　CBS酵素はホモシステインと残りの硫黄転移経路の間に位置し、そこで、門番役として作用します。そして上方制御により「門」は常に開放されているので、「門」はこのプログラムで使われる栄養補給の全てをグルタチオンにつながる道ではなく、残りのサイクルを消耗させるような道へ送るのです。接種するサプリメントは、体の解毒を助けるグルタチオンを産生するように指示される代わりに、硫黄転移経路へと開かれているCBSの「門」の外へはずれ、最後には過剰なアンモニアや亜硫酸塩など有害な副産物となる可能性があります。

　CBSの対処には以下が必要です。

- アンモニアの解毒
- 過剰なタウリン・レベルを低下させること
- アンモニアまたは亜硫酸塩に寄与する食品および栄養素の制限
- このプロセスによって消耗された栄養素を身体に供給すること

　サプリメントを、CBSを経て外に流出させ、アンモニアと亜硫酸塩をつくらせるためだけに用いることは明らかに意味がないので、上記の推薦事項は全て、他のメチル化経路のサポートを行う少なくとも4〜6週前に行わなければなりません。しかし、一旦あなたが上記の期間にCBSに対処するプログラムを実施しているならば、他のメチル化サポートを開始しても、あなたまたはあなたのお子さんは問題に対処できるだけの充分な中間体を貯蔵しているでしょう。しかし、補助食品の適切なバランスを得られるのは、あなたが適所にメチル化サポートを行き渡らせることが出来た時でしょう。そうなれば、私たちがCBSと他の変異との相互作用について完全な全体像を把握できます。そして、そういうわけで、私は、あなたが定期的に生化学検査を行うようにお勧めします。そうすることによって、プログラムを微調整することができます。確かなことが一つありますが、それは、何らかのCBS変異がある人がこのプログラムを続ける場合、CBSの推薦サプリメントを長期間続ける必要があります。

あなたがまだステップ 1 で実行しなかった場合は、CBS の推薦サプリメント摂取の初期の段階で、腸に関連するプログラム（第 5 章を参照）を始めても良いでしょう。

CBS のバランスを保つこと

　以下は、CBS プロトコル治療方法の概要です。特定の推薦サプリメントに関しては、ニュートリジェノミックス検査結果に基づいて、あなたの MPA 報告書に書かれている変異別の推薦サプリメントで確認して下さい。あなたがサプリメントを取り始める前に、最初のベースライン UAA 検査（体内のタウリンの状態を知る手掛かりになり、CBS を迂回するために重要です）を調べることをお勧めします。まず Ammonia RNA（アンモニアを改善する RNA）（または CBS＋用の RNA）を 4 ～ 6 週間用いて、次に他のメチル化サイクルのサプリメントを加えて下さい。CBS プロトコル治療方法（右記参照）を 4 ～ 6 週間実施してから、UAA のタウリン検査を再度行って下さい。一旦タウリンが 50％またはそれ以下になれば、あなたは残りのメチル化サイクルのサプリメントを加えることができます。

　メチル化サポートを行った後でも、UAA 試験を規則的に行ってタウリン値およびアンモニア値を監視し、タウリン値が正常値の範囲を保っていることを確認し続けてください。メチル化サイクルのサポートを行った後、しばしば、タウリンが上昇し始めることがあるので、規則的に UAA テストを実施してタウリン値を追跡し、タウリンが 50％ またはそれ以下の望ましい範囲に保てるように、加えるサプリメントの量を調節することが望ましいでしょう。CBS＋がある人は、規則的に UAA を 1 年につき 2 ～ 3 回実施して、密にタウリン値を追跡し、適宜補助して下さい。タウリンが上昇したことを知った時は何時でも、タウリン値が許容できるレベルになるまで、Ammonia Support RNA（アンモニアを改善する RNA）　あるいは CBS＋用 RNA を増量してください。

第6章　ステップ2　解毒　パート1　メチル化サイクルの最適化

CBSのプロトコル（治療方法）

(1) Ammonia Support RNA
——アンモニアを改善するRNA——
用量：UAAのタウリン値に基づいて、スポイトの1/4から1/3量、または0.25mLから0.50mLを最大で1日につき3回、食事とともに摂取すること。

目標は、タウリン値を50％あるいはそれ以下に保つことです。

(2) 低蛋白食
あなたまたはあなたのお子さんが特定の糖質食（SCD）または他の高蛋白食を取っている場合、蛋白質の摂取量の低減は段階的に行うことを忘れないで下さい。

蛋白質の摂取を大幅に低減すると急激な解毒を誘発する可能性および／または腸アンバランスをもたらす可能性があります。SCDまたは高蛋白食があなたまたはあなたのお子さんの健康にきわめて重大な影響を与える場合、最初にアンモニア・プロトコルに取り組んで下さい。

(3) ユッカ
用量：高蛋白食の場合に少量から1カプセルを摂取。

高蛋白食を取る時は、ユッカを少量あるいは1カプセルを摂取するとは、一般的に有用ですが、どれくらいの量のユッカを使用すべきか、あるいはどの位の頻度でチャコール・フラッシュを行うかについて決定するには、UAA検査で尿中アンモニア濃度を検査することを考えてください。そしてアンモニアのプロトコルの残りの行程を実施することを忘れないでください。高いアンモニア濃度に対処するには、ユッカだけに頼る事は出来ません。

(3) チャコール・フラッシュとマグネシウム・フラッシュ
用量：チャコールを1カプセルから2カプセル服用し、その後8〜12時間以内に便通が得られるような量のクエン酸マグネシウムを服用します。検査や行動によって

週一度、あるいはそれ以上を摂取すること。

　チャコール・フラッシュは、体内の過剰なアンモニアを吸収します。8～12時間以内に便通を得るためにどの程度の量が必要か知るために、その前日にクエン酸マグネシウムで「実験」して見てください。MPAおよび／または生化学検査で、アンモニア値が高い場合や制御が必要な場合は、チャコール・フラッシュを導入して下さい。

　MPAによって理解できるように、CBS酵素（シスタチオニンβ合成酵素）には2種類あり、したがって基本のプロトコルの順列が異なります。あなたの検査結果を見て、あなたがどちらの酵素を持つかを確認してから下記の対応するサプリメントの提案に従って下さい。アンモニア値とタウリン値を追跡する検査結果（UAAから）や、さらにCBS変異の数も考慮に入れて個々の服用量を微調整するようにお勧めします。

　例えば、2つのCBS C699T（最も重度のCBS変異）コピー の両方がある人は、Ammonia Support RNA（アンモニアを改善するRNA）を1日当たり約3回使用する必要がありそうです。一方、単一のCBS A360A（最も軽い変異）がある場合、RNAを1日に一回以下しか使用する必要がないかもしれません。私のオフィスを介して生化学検査を行っている患者さんの場合は、私が適量を測定することができますが、基本的にはCBS＋が認められた場合は、Ammonia Support RNA（アンモニアを改善するRNA）を毎日服用する必要があり、服用量はアンモニア値とタウリン値に基づいて調整します。一旦これらの数値が下がったとしても、その服用を止めてはいけません。その時点で、タウリン値とアンモニア値を正常で健康的な範囲に保てる量を測定することができます。定期的な検査を行うことは、必要な服用量を調整するのに役立ちます。

(4)硫黄の制限

　CBSの遺伝子変異がタウリン値の上昇と硫黄族過多につながる可能性があるので、CBS上方制御を持つ場合、硫黄を含む食品の摂取量を制限することは重要です。硫黄に対する不耐性は、影響を受ける特異的なCBSのSNPによって強化あるいは減少する可能性があり、変異がホモ接合であるかヘテロ接合かどうかにかかっています。CBSの活性に起因する硫黄過多は慢性のストレス（コルチゾール反応）を引き起こす可能性もあり、そして、それはBHMT酵素によって媒介される経路を調整します。通常、硫黄はアミノ酸（例えばホモシステイン、メチオニン、SAMe、SAHまたはシステイン）に結合し、全身を損なうことはありません。しかし、SNPによってCBSが活性されると、硫黄族は亜硫酸塩として全身に放出されます。

第6章　ステップ2　解毒　パート1　メチル化サイクルの最適化

　そのような問題を回避するために、あなたまたはあなたのお子さんがCBS上方制御を持つ場合、下記の硫黄を多く含む食品・栄養素リストを見て、これらの摂取を避けて下さい。ニンニク、DMPSなどの抗菌物質、広く使われているキレーションの薬剤（体から金属を除去するのを助けます）、ブロッコリー、そして、他の一般の食品および硫酸グルコサミン（硫酸塩に注意！）のような補助食品の化合物は、すべて硫黄供与体です。CBSを持たない人の中には、多くの硫黄供与体を必要とする者もいるので、硫黄を含む食品とサプリメントを取ることを一般的に推奨する言葉（"多くのブロッコリーを食べて下さい！"）をあなたも見かけるでしょう。このような場合もあるので、皆さんは遺伝学を知る必要があるのです。一旦体がCBS変異に対処するために必要な栄養を補給できたら、あなたはグルタチオンを含む含硫化合物を使用してもよい状態になるでしょう。

　硫黄供与体に関してはその上、私たちはみなが若干の硫黄を必要とするので、「大事なものをいらないものと一緒に捨ててしまう」ことは、望みません。ブロッコリーまたは乳アザミのように、硫黄がハーブまたは野菜の中に含まれている場合、それを低用量取ることで他の利点を得ることになります。CBS上方制御（または私がこの章の後半に検討するSUOX）がある人は、経路のこの部分のバランスが良好な状態になるまで（UAA検査による判断で）、少なくともMSM（コンドロイチン硫酸と硫酸マグネシウム）を避ける必要があります。しかし、あなたは、若干の硫黄を含むと同時に、他の有益な特質がある薬草（例えば馬の尾草、スピルリナ、タンポポの葉とパセリ）を低用量ならば使用することができます。加えて、メチオニンはメチル化サイクル機能に重要であり、また、メチオニンの産生を助けるSAMeは、タウリンとシステインのように硫黄を含みます。この3種類の化学物質は全て、含硫黄アミノ酸です。

(5)硫黄含有食品および原料

αリポイック酸（ALA），グルタチオン，ルッコラ，ヘパリン，ビヨンドC（Beyond C），ホースラディッシュ，ブロッコリ，マメ科植物，芽キャベツ，肉，キャベツ，オオアザミのエキス，コンドロイチン硫酸，MSM，ココナッツのミルク、ジュース、オイル，からし菜，DMPS，からし，ラディッシュの花，ジメルカプトコハク酸 DMSA，NAC，乾燥豆，ナッツ類，卵，玉ねぎ，エプソン・ソルト・バス（Epsom Salt bath），大根，魚，赤トウガラシ，ニンニク，クレソン，グルコサミン・サルフェイト

CBS活性によって生じる亜硫酸塩の解毒には、いくつかの生化学機能を果たすミネラルであるモリブデンを必要とします。

　硫黄の処理に加えて、モリブデンは体が亜鉛と銅の比率を維持することを助け、さらに遺伝物質に寄与します。モリブデンがCBS上方制御に起因する過剰な亜硫酸塩によって減少すると、亜鉛／銅比率に影響を与えます。

　マンガンは、アンモニア解毒に関係するもう一つのミネラルです。アンモニアが過剰になると、マンガン貯蔵を減少させることがあります。慢性マンガン欠乏症の典型的な徴候は、低いコレステロール値、アルカリ・ホスファターゼ値の上昇、およびT細胞によって媒介される免疫機能の低下（胸腺に問題が生じるため）を含みます。マンガンはまた、ドーパミン（気分の調整を助ける主要な神経伝達物質）の合成に関与します。したがって、アンモニア値の上昇がCBS上方制御に起因するとき、マンガンはアンモニアを解毒するために使われる可能性があり、その場合はドーパミンのレベルに影響を与えます。さらに、膵臓はインスリン産生のためにマンガンを必要とします。これらの２つのミネラルが体から過剰なアンモニアを除くために使われるときに、多くの機能的な領域が影響を受けるので、私はCBS変異がある人は、UAA検査によってアンモニア・レベルとタウリン・レベルを監視するのみならず、必須ミネラル検査でモリブデンとマンガンのレベルを定期的に監視するよう勧めます。検査結果がタウリンとアンモニアの上昇を示す場合、あなたとあなたのかかりつけの医師はアンモニアの毒のサポートのレベルを上げてもいいでしょう。

　検査結果を解釈する際には一つ警告したいことがあります。CBS変異がある人すべてがタウリンとアンモニアの値が高いと思われがちです。しかし実際には、特に完全なメチル化サイクルのサポートを導入する前に、検査結果で常に高い値を示すとは限りません。したがって、あなたのベースライン検査の結果がアンモニアおよび／またはタウリンの高いレベルを表さない場合でも、誤った結論を出さないで下さい。

(6) タウリン

　なぜ、CBS変異は、タウリン・レベルの上昇を引き起こす傾向があるのでしょうか？硫黄転移の経路の役割の一つは、グルタチオンとタウリンを生成することです。細胞がシステイン・レベルの低下を検知すると、細胞はグルタチオン合成を助けます。システイン・レベルの上昇は、タウリンの合成につながります。CBSが上方制御されると、より多くのシステインが生成され、タウリンの形成へと経路を変えるのです。動物

第6章　ステップ2　解毒　パート1　メチル化サイクルの最適化

試験によると、CBS C699Tでは酵素活性が40倍に増加することが明らかにされています。CBS A360Aでは、上方制御の活性が低下します。CBS変異がある人では、タウリンへの急速な転換のため、一般にホモシステイン、システインまたはシスタチオニンのレベルの低下が見られるのも不思議ではありません。

タウリンは、悪者であるばかりではありません。タウリンは、鎮静効果があり発作の活性の妨害を助けるので、我々はタウリン・レベルにあまり低い状態に陥って欲しくないのです。全てのメチル化サイクルがサプリメントによって適切に補充されるまで、実際のタウリン・レベルを判断することは不可能である場合があります。一旦サポートが適当に行われたら、(UAA検査でまだタウリン・レベルが低い場合でも)、あなたは、低レベルの複合ビタミンB群を用いて硫黄転移経路を刺激し、また最終的には必要に応じて、直接タウリンで補充することで、タウリン・レベルを上昇させることができます。

●BH4三本脚のスツール

メチル化サイクル中間体の分解の増大によって発生する添加アンモニアは隣接している尿素サイクルにも負担をかけ、それによって、神経伝達物質、引いては気分の調整において重要な役割を果たすBH4という主要な中間体を減少させます。BH4は、セロトニン、ドーパミン、およびフェニルアラニンのチロシンへの変換、さらには言語関連の機能に必要とされます。MTHFr遺伝子におけるA1298C変異もまた、BH4のレベルに影響を与える可能性があります。

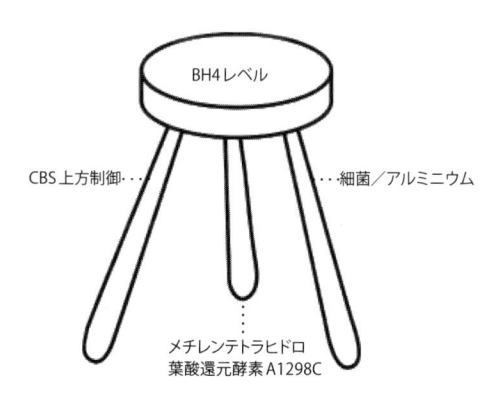

三本脚のスツールの図は、体が適切なBH4レベルをどのように維持するかを視

覚的に描いています。第1の脚は、CBS上方制御を表します。第2の脚はMTHFr A1298C（メチル化経路のもう一つの主要なSNP）で、これについてはこの章の後半で詳しく学びます。第3の脚は、慢性の細菌／アルミニウムです。安定的なBH4レベルは、3つの脚を全て必要とします。

　CBS上方制御によって、BH4は供給されるよりも使われる方が早くなるので、スツールの1つの脚が弱まります。NOS（一酸化窒素合成酵素）の変異は、CBSのアンモニアの問題を悪化させる可能性があります。隣接した尿素サイクルには、非効率的なNOS活性はアンモニア・レベルの上昇につながり、BH4の限られた貯蔵を更に枯渇させます。相互に、CBS上方制御は尿素サイクルの大きな負担となり、尿素サイクルでは、BH4は一酸化窒素を形成するために必要とされます。一酸化窒素の形成には、2つのBH4分子を必要とします。BH4が不十分であると、体はペルオキシ亜硝酸（1つのBH4分子で）またはスーパーオキシターゼ酸化物（BH4が利用できない場合）をその代わりに産生します。これらの2つの生成物は、酸化性損傷を引き起こすことがありえます。CBS＋と他のSNPの組合せは、BH4のスツールの脚を更に弱めます。MTHFr A1298C変異（存在する場合）は、BH4の再利用と再生を阻害することによって、第2の脚を損ないます。アルミニウムがBH4の合成を助ける重要酵素を阻害するので、慢性細菌感染症（アルミニウム貯留につながる可能性がある）はスツールの第3の脚を弱めます。このプログラムでは、あなたは慢性の細菌／アルミニウムの問題に取り組み、MTHFr A1298C変異およびCBS／アンモニア問題にも取り組むことによって、BH4のスツールの3つの脚すべてに最終的に対処できることになります。

(1) BH4に影響を与える他のインタフェース

　他の変異は、我々のBH4スツールの頑健性を改善（または悪化）させることもできます。BH4が神経伝達物質の形成を助ける一方で、他のいくつかの因子は神経伝達物質の分解の一因となります。細菌感染症は、トリプトファン（セロトニンのために必要とされる）の急速な分解を引き起こします。BH4の低値は、深刻な寄生虫感染症と同様、高血圧と動脈硬化に関連します。寄生虫感染症もB12値を減少させ、そして、メチル化サイクル機能に影響を与えます。

　BH4の欠乏は、マスト細胞脱顆粒やヒスタミン値の上昇につながる場合があり、そして、赤い耳や他の過敏性反応などの症状をもたらすことがあります。セロトニン合成ならびにアンモニア解毒もBH4を必要とします。アンモニアの高値は、手などのフ

第6章 ステップ2 解毒 パート1 メチル化サイクルの最適化

ラッピングと他の過剰刺激性の習性を生じることがありえます。

　アンモニアの増大につながる要因（例えば高蛋白食）は、解毒を要するアンモニアを多く生成します。アンモニアの各分子は、理想的な解毒を行うには2個のBH4の分子を必要とします。腸内の過剰なアンモニアは、pHを変え、微生物叢のアンバランスを悪化させる可能性があります。これらの因子がどのように相互に作用して、アンモニア解毒に影響し、さらに神経伝達物質合成のためのBH4の最適値に影響するかが明らかになっています。生成される過剰なアンモニアはすべてBH4の貯蔵を枯渇させることができるので、アンモニア・レベルを順調に保つことは、特にMTHFr A1298C変異がある人にとって体全体の健康を守るために最も重要なことです。BH4の枯渇はセロトニン・レベルに影響を及ぼす可能性があり、ある程度のドーパミン値の変動（気分変動に言い換えられます）を生じることがあります。十分なBH4値の回復を助けることは、セロトニン合成も助けることにつながり、安定した方法でアンモニアを解毒し、またドーパミン値を維持することになります。

(2) BH4の減少を示している検査結果
- 馬尿酸の高値
- 8ヒドロキシ 2デオキシグアノシン値の上昇：SAMeの欠乏またはアンモニアの高値は、8ヒドロキシ2デオキシグアノシン値の上昇を生じることもありえます。
- フェニルアラニン、乳酸フェニル、酢酸フェニルまたはフェニルエチルアミンの上昇
- アンモニアの上昇
- メチル化サイクルをサポートするまで、我々はCBS上方制御の影響を完全には見る事は出来ません。

(3) BH4補給
　処方薬BH4を使用してMTHFr A1298C変異およびCBS C699T＋変異を補う共同予備調査が、日本の医師グループの協力を得て現在行なわれています。その初期成果は励まされるものでした。低い服用量のBH4（1.25mg）を毎日摂取すると、使用後の最初の数週間は、解毒を促進するように見えます。この最初の解毒効果の後、BH4はCBS C699T＋変異がある人の言語機能にプラス効果を強く及ぼすように見えます。なお補給を通じてBH4の貯蔵を回復することができるようです。

CBS上方制御の徴候

検査結果に関する以下の値は、いずれもCBS上方制御の指標であり得ます。優先順位第2位の変異に対してメチル化サポートを導入し始めた後で行う検査で、数値の変化が示される場合、それによってCBSの改善を追跡することが出来ます。

(1) UAA検査
―― 尿中アミノ酸検査 ――

タウリンの上昇
アンモニアの上昇
シトルリンの減少
メチオニンの減少
フェニルアラニンの上昇

(2) MAP有機酸検査

高い馬乳酸の上昇
フマル酸エステルの減少
乳酸フェニル、酢酸フェニル、およびフェニルエチルアミンの上昇
オキサロ酢酸の減少またはシュウ酸の減少

シュウ酸の減少に続発するヒドロキシメチルグルタル酸の上昇とヒドロキシ酪酸塩の上昇が見られる可能性があります。アンモニアの上昇は、多くの尿素サイクル機能を必要とし、クレブス回路からオキサロ酢酸を枯渇させます。オキサロ酢酸のアンバランスは、ヒドロキシ酪酸塩濃度の増加に至ることがあります。

CO_2濃度の低下
クレアチニン濃度の低下

(3) あなたがCBS上方制御UAA検査に対処したことを示すマーカー

アンモニアの低下
クレアチニンの増加
タウリンの低下
サルコシンの増加

第6章　ステップ2　解毒　パート1　メチル化サイクルの最適化

シュウ酸の増加に続発する徴候
　βアラニンの増加
　βアミノ・イソ酪酸の増加
　カルノシンの増加
　アンセリンの増加

　これらの検査に加えて、硫酸塩から亜硫酸塩への転換を検査するための亜硫酸塩・硫酸塩検査紙を使用してもよいでしょう。

(4) CBSのためのミネラルのバランス

　上述したように、モリブデンは硫黄の解毒を助けるので、CBS C699TとA360A変異がモリブデン濃度を減少させると、硫黄がこの変異によって蓄積する傾向があります。減少したモリブデンは、銅／亜鉛比率のアンバランスの原因になります。あなたは、尿中必須ミネラル（UTEE）検査とサプリメントを介して良いミネラルのバランスにして下さい。

　関連した話しとして、キサンチンオキシダーゼ（ホモ牛乳と乳製品に含まれる）と呼ばれる酵素は、活性にモリブデンを必要とします。キサンチンオキシダーゼ濃度が上昇すると、それは更にモリブデンを減少させます。このこともカゼインのない食事が必要なもう一つの理由です。あるいは、CBS変異がある人は、ホモ製品でない乳製品だけを摂取することを考えなければなりません。

　モリブデン、EDTA、カルノシンと亜鉛は、銅／亜鉛比率のバランス維持に役立ちます。スリッパリーエルム（ニレの木の一種）が付いた噛める亜鉛錠剤も、腸に有効です。1日当たり1/4錠から始め、徐々に量を1錠まで増やします。液状の亜鉛、亜鉛カプセルまたはクレブス回路亜鉛（一旦グルタミン酸塩とGABA濃度のバランスが保たれるようになれば）も選択肢としてあります。この章の初めに記述した「ミネラルサポート」のセクションを見直し、特にCBSに対するモリブデンとマンガン補充のセクションに注目して下さい。

優先順位第2位の変異

●メチル化サイクルの概要

　最初の出版物である「自閉症というパズル The Puzzle of Autism (2004)」では、MTHFr遺伝子の変異について重点的に記しました。その時から、私は、メチル化経路の機能を損ない、自閉症の疾病素質としての役割を担うメチル化経路内の他の遺伝子変異を確認してきました。完全な遺伝子分析を評価するよりはむしろ、機能的に重要な部分の主要なSNPに重点を置くことによって、私がCOMT、MTR、MTRR、MTHFr、NOSおよびSUOX遺伝子、さらに最近はAHCY、BHMTとPEMT遺伝子も含めてそれらの中に所謂私が優先順位第2位の変異と呼ぶものに気付くようになりました。これらが優先順位第2位なのは、その治療への取り組みの順位が第2位なのであって、機能が第2位なのではありません。各変異は重要な役割を果たしますが、この章でそれを説明していきます。

　本書のこのセクションでは、私は以下の目的のために遺伝子の変異をサポートします。

- 残りのメチル化サイクルのアンバランスを補正します。
- メチル化サイクルの両方の経路（すなわちMTR／MTRRを通って同サイクル周囲を行く"回り道"とBHMT酵素を通る"近道"）をサポートします。

　このプログラムの目的は、下記に示す相互に関係する複数サイクルが、機能を維持し、さらに身体に必要な適量の生化学物質を産生できるようにさせることです。その達成のために、ニュートリジェノミックス検査結果とMPAを用います。これらの検査によって、どの変異を対処すべきかが特定されるので、それに応じてあなたに補完方法を丹念にお教えします。まず、サイクル自体に慣れましょう。

　この図形で、あなたは相互に関係する3つの経路が見れます。この3つを総合して私はメチル化サイクルと言っています。最初に、この図形の一番右の経路を見てみましょう。この経路は、ホモシステインからメチオニンまでメチル化サイクルを辿ります。

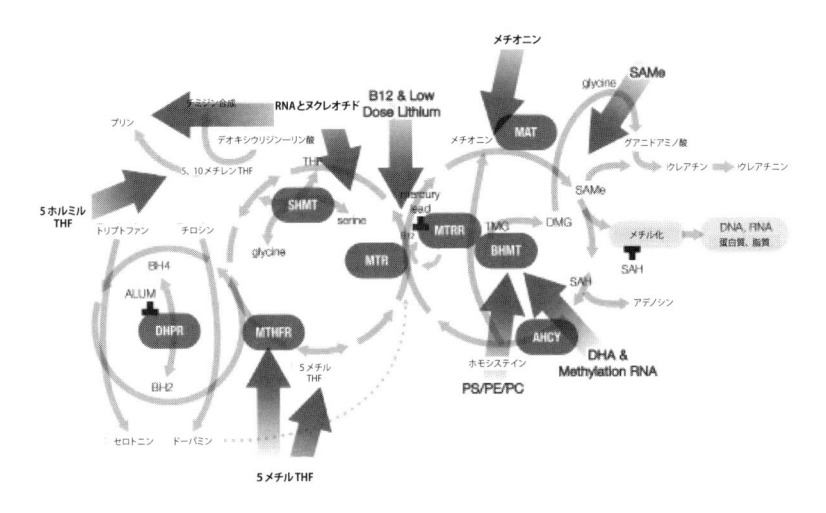

第6章　ステップ2　解毒　パート1　メチル化サイクルの最適化

　メチル化サイクルのこの部分近くの「長い経路」は、MTHFr酵素（真ん中の経路に見られます）の順方向の反応から始まり、次いでMTRとMTRR酵素を通ります。「短い経路」はBHMT酵素を経てサイクルの中央を通過し、それによってMTR、MTRRとMTHFrを迂回します。私が以前に言及したように時計に喩えれば、BHMT酵素は生化学物質であるホスファチジルセリン、ホスファチジルコリンとTMGを基質として使い、直接午前6時のホモシステインから正午12時のメチオニンに行き、午後7時から午後11時までを飛ばして進みます。そして、この短い経路はドーパミンと比較して多くのノルエピネフリンを生成し、注意欠陥障害（ADD）と注意欠陥多動性障害（ADHD）の行動に見られるようにアンバランスな状態に至ります。

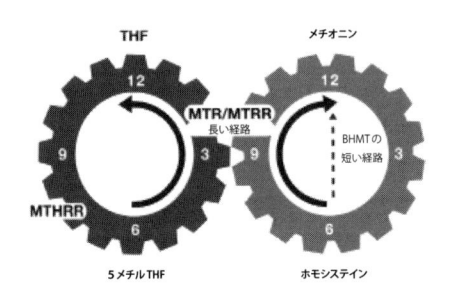

　私たちの第1の目的は、再びメチル化サイクルを作動させることです。経路に変異があると、あたかもクモの巣を蓄積したかのように、経路が機能障害を起こします。メチル化サイクルの作用を最も簡単に早く取り戻す方法は、BHMT酵素を通じて「短

い経路」をサポートすることです。

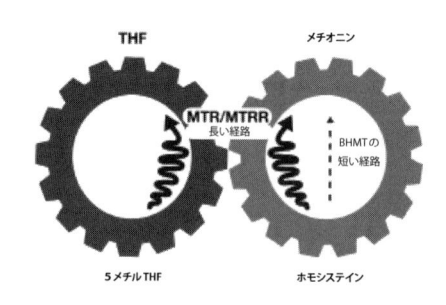

次に、メチル化サイクルを迂回する「長い経路」が適切に機能するように、MTR、MTRRとMTHFr C677T変異のサポートを始めることができます。その結果、体はあまり「短い経路」に依存する必要はなくなるでしょう。あなたの生化学検査結果に特定のマーカーが現れれば、サプリメントのDMGを使用して「短い経路」を減速させ、その代わりにメチル化サイクルの「長い経路」の方を重視することができます。このような変更を行う前に、どんなMTR、MTRRとMTHFr C677T変異であろうとそれを補完し、経路の機能を調べる検査を実施することが重要です。このセクションの後半で「長い経路」への変更のタイミングを合図してくれるような検査数値について検討します。

メチル化サイクル周辺の「短い経路」と「長い経路」の両方を進める事には有利な点があります。
したがって、あなたの検査結果が示す弱点の全てに対して低用量のサプリメントを摂取することを推薦します。

例えば、あなたが以下の図を見てお分かりのように、「長い経路」を行うことは、RNAとDNAの構成要素であるチミジン（組織を修復し、さらに感染に反応してT細胞クローンを展開するために必要）を生成させます。たとえMTR変異とMTRR変異によってこれらの酵素が必要なRNAとDNAの構成要素を生成することが難しくなったとしても、私が調製した特異的RNAおよびヌクレオチド（RNAの原料物質）で補完することで、私たちはメチル化サイクル周囲の「長い経路」を容易に進むことが出来ます。同様に、変異が認められる場合さえ、イントリンジック（Intrinsi）B12、葉酸（Folate）をそれぞれ1/4錠と低用量- 5メチルTHF（フォラプロ（Folapro）1/4錠）を摂取することによって、これら無しでは十分に産生できなかった中間体をさらに供

第6章　ステップ2　解毒　パート1　メチル化サイクルの最適化

給することができるのです。 フォラプロはまたMTHFr酵素（メチレンテトラヒドロ葉酸還元酵素）が適切なBH4濃度を生成するのを助けます。

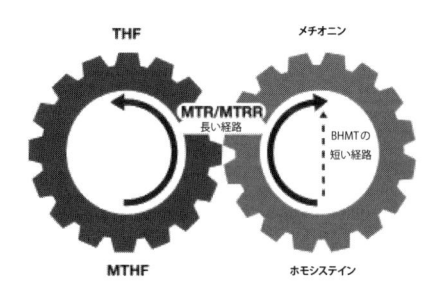

私たちが何を達成しようとしているかについてあなたもお分かりだと思うので、このような幾つかの経路における各々の変異を具体的に見ていきましょう。

COMT（カテコールO-メチルトランスフェラーゼ）の状態

COMT V158MとVDR／Taqへの理解

　COMT酵素は、神経伝達物質ドーパミンを不活性化するメチル基を作動させます。COMT V158M＋によって、COMT酵素は活性が低下し、従ってドーパミンもより少ない程度ではありますが不活性化します。VDR／Taq SNPも、ドーパミン全体のレベルに影響を与えます。それ故に、VDR／TaqとCOMT V158の状態は、身体のドーパミン濃度を示す主要な指標となるのです。COMT V158MとVDR／Taqの状態の複合的な結果から、所定の個人が許容できるメチル供与体の量を測定できます。

　標準のVDR／Taq －／－は、ドーパミンの高値を伴います。VDR／Taq＋／＋は、概してドーパミン値の低下を引き起こす遺伝子の変異を意味します。これらの4つのSNP変異の組合せと順列によって、広範囲にわたるドーパミン濃度とドーパミンの分解率をカバーします。複合化した変異に対処するためのサプリメントの摂取を決める場合、この事を考慮に入れます。

ビタミンB12への理解

　COMT＋／＋変異はCOMT酵素の活性を弱めるので、この異型はドーパミン代謝の活性を弱め、ドーパミン・レベルを上昇させます。その結果、ドーパミンの高値はフィードバックされ、それ以上のドーパミン合成を阻害します。それ故に、COMT＋／＋である人は、メチル供与体に対する耐容が減少していると考えられます。

COMT －／－は、メチル基を供給する必要があります。
COMT＋／＋は、メチル基を供給する必要性は低くなります。

　それでは、COMT＋／＋がある人と比較してCOMT－／－がある人がビタミンB12を摂取する場合の最善策は何でしょうか？　ジェームズ・ニューブランダー博士の論文によれば、B12の中毒量は発見されなかったと報告されており、この医学的所見は私の臨床経験でも裏付けられます。患者の両親は、「B12が多いほど、状態が良くなる」と報告しています。　時には、高用量のB12（50ミリグラムおよびそれ以上）は、以前失行症だった子どもの言語能力の刺激に役立ちました。しかし、COMT＋である人の多くは、高用量のメチル化剤を許容することができません。従って、私は、COMT＋／＋の人には、主にヒドロキシルコバラミンB12、ジベンコザイド（アデノシル）B12とシアノコバラミンB12を使用し、COMT－／－の人にはこれ等のB12に加えてメチルコバラミンB12を使用しています。

その他のドーパミンへのサポート

　少量のムードD（Mood D）とMood Focus RNAs（気分集中フォーミュラRNA）も、好ましいドーパミン濃度の補完に使用することができます。またイチョウは、ドーパミン取り込みの増加を助けることが報告されています。ごく少量のムクナプリエンス（Mucuna Pruriens）（天然ドーパミンを含む）エキスを、ドーパミン濃度の低下した患者が使用することは可能です。しかし、高用量は勧められません。使用の後に気

第6章 ステップ2 解毒 パート1 メチル化サイクルの最適化

分の変動が生じた場合は、初回の半分の量に減量するか、あるいは使用を中止して下さい。加えて、慢性の細菌問題に関連してドーパミンの分解が増大したときは、マッシュルーム・エキス（たとえばサプリメントのマイコスーティックス（Mycoceutics）も使用可能です。

COMT（カテコールO-メチルトランスフェラーゼ）とメチル化の状態

COMT V158M －とVDR Taq＋がある人は、メチル供与体に耐容性を示すので、お勧めするMPAサプリメントもそのことを考慮します。しかし、COMT V158M＋またはVDR Taq－ SNPがある人は、毎日メチルを含むサプリメント全てを摂取するよりはむしろ、サプリメントを順番に使うやり方が最もお勧めできる方法です。また、メチル供与体に対する抵抗力が低い人は、もし耐容できれば各々の推奨サプリメントを1/2量用い、時間とともに投薬量を段階的に増加させていくことも可能です。メチル化サイクルを補完する前であっても所望する場合は、ミトコンドリア（推薦補助食品は、この章の最後の方に記載）をサポートすることができます。

VDR／Fok

VDR（ビタミンD受容体）のFok＋の状態は、ビタミンD濃度に影響を与え、更に、血糖問題と関係します。ビタミンDの低値が種々の神経障害に関連するので、最近の研究ではビタミンDのサプリメントを毎日少なくとも1000IU服用することが望ましいことが示唆されています。加えて、セージとローズマリーは、ビタミンD受容体のサポートに役立ちます。

低血糖は膵臓の活動と関係するので、私は膵臓へのサポートとしてVDR／Fok＋を取ることを勧めます。ビタミンK、オーラパンクレアス、アユール・ギムネマ茶、Super Digestive Enzymes（スーパー・ダイジェスティブ酵素）、CCK（Resist Fat Apex Lean）とブタ十二指腸が使用できます。必須元素のクロミウムとバナジウムも、血糖値の安定に役立ちます。この二つの元素レベルが必須ミネラル検査で低下が見られた場合、これらをサプリメントとして加えて下さい。

VDRの Fokマーカーの変動は、骨塩密度の違いを反映します。骨塩密度の増加は、カルシウム吸収の増加を反映する可能性がありますが、鉛の高い血中濃度にも関係しています。血糖の問題以外にも、膵臓の活動の低下は、有機酸テストで測定されるようにシュウ酸レベルの増加と関係することもあります。膵臓をサポートすることで、これらの数値の正常化を助ける可能性があります。薬草のヒメスイバとシチメンチョウ・ダイオウはシュウ酸のレベルを上昇させる可能性があるので避けて下さい。シュウ酸とトリグリセリドの両方が上昇するときは、肝機能のサポートも必要になります。オーラリブ、オーラトリプレクス、Milk Thistle（ミルクシッスル）とタンポポの根に加えて、前章のステップ1に記載されている肝機能の推薦サプリメントを取ることも良いです。

MTR／MTRRの状態
〜 MTRとMTRRの理解 〜

以下の遺伝子は、互いに協力してメチル化経路の重要な「長い経路」で用いるビタミンB12を再生・利用し、ホモシステインのメチオニンへの変換を助けます。これ等の遺伝子は、MTR A2756G／MTRR A66G、H595Y、K350A、R415T、S257T、およびA664Aです。ホモシステインの高値は、心疾患とアルツハイマー病を含む多くの疾病の危険因子として関係します。COMTとVDR／Taqとの結合状態については、MTRとMTRRの複合状態も重要です。MTR（メチオニンシンターゼ遺伝子）が変異すると、この遺伝子の活性を増加させ、酵素がより速い速度でB12を使い果たしてしまうので、B12の必要性の増加につながる可能性があります。MTRR（メチオニンシンターゼ還元酵素遺伝子）は、MTRが利用するB12の再利用を助けます。その活性に影響を及ぼす変異もさらに多くのB12を必要とすることを意味します。

第6章　ステップ2　解毒　パート1　メチル化サイクルの最適化

　ニュートリジェノミクス・プロフィールがMTRおよび／またはMTRRの変異を示す場合、私は重点的にB12のサポートをお勧めします。B12をどの程度サポートするかは、変異の数と組合せによって異なりますから、あなたの遺伝子の検査結果をよく見て全ての変異を確認して下さい。

　思い出して欲しいのは、MTR／MTRR変異は共に、また別個にメチルB12の体内レベルを低下させますが、その欠乏症は推薦するサプリメントで対処することができます。

　なぜ、MTR／MTRR経路は、それほど重要なのでしょうか？　メチル化サイクルのこの主要な部分を通る経路は、4つあります。
　我々のメチル化の中間体は、以下の4つの方向の中の1つを進みます。

- CBS（シスタチオニンβ合成酵素）出入口を経て硫黄転移最終産物へ。
- SHMT（セリンヒドロキシメチルトランスフェラーゼ）を通りチミジル酸を生成する。
- BHMT（ベタイン・ホモシステイン-S-メチルトランスフェラーゼ）の近道を通る、または、
- メチル化サイクルのMTR／MTRR部分を通る。

　我々がCBS、SHMTとBHMTを通る「方向」を制限してMTR／MTRRを通るように方向を変えると、しばしば金属（特に水銀）の排泄の上昇を経験します。これはMTR／MTRR反応に必要なすべての成分を供給する一方で、他の経路を維持レベルでバランスさせることを意味します。なお、CBS、SHMTとBHMTに対処するために私が推奨するサプリメントは、これらの経路へ通じる方向性を制限するのに役立ちます。このセクションでは、我々はMTR／MTRRを高め、引いてはB12レベルを上昇させることに焦点を当ててみます。

　しかし、ビタミンB12で補充する前に、最初に、あなたのCOMT V158MとVDR／Taqの状態を考慮して下さい（ヒドロキシB12かメチルB12の補充に集中するべきかどうかの決定に役立ちます）。私の臨床経験では、COMT V158M＋とVDR Taq －変異のある人には、メチルB12を含むメチル供与体に対する耐容性が少ないことがよく観察されました。また、COMT V158M／VDR Taqの状態に関係なく、成人はメチルB12による解毒に対しては子どもより耐容性が制限されます。それにもかかわ

らず、MTR＋とMTRR＋の人は高用量のB12サプリメントを考慮すべきでしょう。そして、COMT V158M／VDR Taqの状態に基づいてメチルB12とヒドロキシB12のバランスをとる必要があります。B12を徐々に取り始めるにつれて、あなたはB12サプリメントに対する自分自身の耐容性が分かるようになるでしょう。推薦サプリメントのリストを見てわかるように、しばしば私は、メチルB12またはヒドロキシB12に加えて、ビタミンEコハク酸塩、およびシアノB12（眼のサポート）とアデノシルB12を低用量使うことを提案しています。

B12サポートを開始する方法の一つは、初めに毎日チューイングガムタイプのメチルB12（5mg）1錠またはヒドロキシB12（1mgまたは2mg）を取り、あなたがそれを許容できれば、段階的に1日当たり2、3錠またはそれ以上まで増やします。気分変動が見られた場合、B12の用量を自分が快適と思うレベルまで減らします。新しい経鼻投与のB12が利用できますが、それだけを使用することはお勧めしません。私は一部のB12は、（推奨するサプリメントの一部に含まれている）Intrinsic Factor（イントリンシック・ファクター）の助けを借りて腸から吸収させる方が良いと思います。さらに、この他にも体にB12をサポートするための手段として経口B12スプレー（ヒドロキシまたはメチルとして使われる）、局所B12クリーム、B12ガムとB12パッチ剤があります。私は、体が十分にB12（下記のコバルト濃度に関する考察を参照）で満たされていると感じるまで、複数のB12の経路と形状を使うことをお勧めしたいと思います。文献では、経口B12は注入によるB12と同程度の効果があることを示唆しています。しかし、あなたが好むのであれば、B12の注射を選んでもよいのですが、その場合は純粋のメチルB12（フォリンまたはNACが加えられてないもの）または純粋のヒドロキシB12注射液を必ず使用して下さい。あなたは、注射を行わない日には、チューイングガムタイプのB12と経口B12スプレーを使用しても良いです。

注射を使う場合、最初は週に1回からスタートし、徐々に1週当たり3回まで増やして下さい。どのようにB12を増やすことができるかは、あなたの耐容性のレベルによって決まります。常に、あなたのかかりつけの医師の協力を得て使用して下さい。

MTRR11

　MTRR 11の変異（G以外の呼び出し符号は、変異を意味します）は、有害金属の排泄レベルの上昇と相関しているように見えます。私は、医師によって「排出器官のような人達」と見なされる人の中には、実際にはMTRR 11変異を持っている場合があると思います。私の臨床経験から判断すると、MTRR 11変異のある人は、しばしばUAA試験におけるアミノ酸の総量の低下が見られます。このため私たちは、MTRR 11＋状態がある人には、高レベルのBowel Inflammatory Pathway Support RNA（腸管炎症へのサポートRNA）でサポートする必要があると考えるのです。

(1) MTRRと電子伝達

　MTR／MTRRは、B12を使うことに加えて、2種類のビタミンB2またはリボフラビン、すなわちフラビンアデニンジヌクレチオド（FAD）とフラビンモノヌクレオチド（FMN））、およびビタミンB3（NADHとニコチンアミド）の一種であるNADPHと協調して電子伝達に関与します。酸素は、電子伝達作用を阻害します。加えて、MTRRはアクアコバラミン還元酵素として作用し、メチルマロニルCoAムターゼ反応（MMA反応）を助けます。

　MTRRは、ジフラビン酸化還元酵素（diflavin oxidoreductases）として知られている大きな酵素群の一つです。同じくこの群に分類されるチトクロームP450還元酵素をMTRRの代わりに使用することができます（バナジー（Banerjee）、JBC 2001年7月20日）。この群の全ての酵素（MTRR、チトクロームP450還元酵素、ヘムオキシゲナーゼ、スクアレン・モノオキシゲナーゼ、一酸化窒素シンターゼとNR1還元酵素を含む）は、この群の他の酵素と類似の構造と領域を共有します（ルートヴィヒ（Ludwig）、PloS biology、2005年2月25日）。

　試験管反応において、MTRR機能をチトクロームP450還元酵素に置き換えることができることが示されました。

　インドール3カルビノール（I3C）は、チトクロームp450レベルを増大することが報告されています（ルブラン、Chem Biol Interact。1992年8月14日）。従って、インドール3カルビノールは、MTRR変異のある人に有効である可能性があります。一方でαリポイック酸（ALA）はチトクロームP450還元酵素活性を減少させる可能性

があるので（ドゥドカ、Annals Nutrition のVol.50、2006年）、MTRR変異に対して
αリポイック酸（ALA）のサポートは限定されます。そのほかに、電子伝達のために
NADPHとFAD／FMNが必要とされる場合は、私は、MTRR活性をサポートするた
めのNADHとリボフラビンを加えること、およびMMA反応をサポートするためのアデ
ノシルB12と低用量のビタミンEコハク酸塩を加えることをお勧めします。

(2) MTR／MTRR機能を最適化する他の方法

　先にこのセクションで記したようなB12レベルを改善するための補給を行った後
で、あなたは再度グルタミン酸塩レベルとGABAレベルのバランスを取ることができ
ます。この段階では、GABAを直接加えることができます。通常COMT V158M ―／
―を持つ人には、GABAとテアニン（メチル供与体の一種）を含むサプリメント製品
であるZENが有効です。また他の役立つサプリメントとしてはタウリン、ピクノジェノー
ル（pycnogenol）とブドウ種エキスなどがあります。言語や聴覚処理能力の問題およ
び不安レベルなどを含む特定の行動指標に気付いた（または経験した）場合、特に
血糖値が低いときに不安を経験する場合は、上記に示されたタウリン以外のサプリメ
ントの量を増やすことができます。なおタウリンは、CBS上方制御および／またはタ
ウリン濃度の高い人の場合は、高用量を服用すべきではありません。

　GABAとグルタミン酸塩とのバランスを改善する際には、鉛がヘム合成に重要な経
路内の酵素を阻害し、GABAと競合する中間体の過剰につながることを考慮に入れ
て下さい。加えて、この経路の抑制は、貧血を引き起こし、さらにB12合成のために
必要な集団を作ることができない可能性があります。これらのことは全てメチオニン
シンターゼとメチオニンシンターゼ還元酵素の変異を悪化させます。

　この問題に対処するには、鉛の毒性に対処するサプリメントとともにビタミンB12
を加えます。EDTAカプセルまたはチューインガムの使用と同時に、週に一度EDTA
浴用剤またはEDTA石鹸を使用することは、緩やかな鉛解毒方法であり大部分の人
にとって適切です。

(3) 適切な補給＝解毒

　一旦メチル化サイクルが適切に補給されると、解毒のレベルの増大を実感できる
かもしれません。最初は改善されたことが分かる「ハネムーン」期間であるかもしれ
ませんが、クレアチニンのレベルが登り始めるにつれて、その後に行動の面で退行
が見られるかもしれません。この状態をモニターし、ある程度は解毒に起因する行動

第6章　ステップ2　解毒　パート1　メチル化サイクルの最適化

の変化を理解するために、尿をランダムで（注）採取して尿中有害金属検査を行うことをすすめます。尿の検査結果によって、あなたの行動の変化がサプリメントに対する否定的な反応によるのか、解毒が行動に与える影響なのか、またはドーパミン異常流出による気分変動なのかを識別することが可能になります。

（注）一定の時間内の尿の採取ではなく、例えば毎週火曜日午後5時の一回の採取のように一回のみの採取

(4) 解毒のフォロー

どの程度のビタミンB12によるサポートが必要でしょうか？　サポートの程度は個人によって異なります。尿中必須ミネラル検査（UTEE）によって決めることが出来ます。一旦UTEEで検出されたコバルト濃度が、検査結果のページで黒線として最大レベルで右に振れれば、あなたのB12サポートは正常なレベルに達成したと言えるでしょう。そのレベルを維持するためにサプリメントを取り続ける必要がありますが、一方で酸化に対するサポートも開始するべきです。トレハロース、スピルリナ、クエルセチン、リボフラビン、NADHおよびATPは全てその目的に適っています。あなたが高濃度のB12の補充を継続する場合でも、その後のUTEE検査では、この重要なコバルト濃度の指標に気をつけて下さい。あなたが高濃度のB12サポートを維持していても、コバルト濃度がベースラインに後退するときは、しばしば排泄が大幅に増加したときです。お分かりのように、定期的にUTM／UTEE検査を行ってコバルト濃度の指標に注意し、また解毒の方法についてはかかりつけの医師に相談することが重要です。

MTHFrの状態
～ MTHFr C677T+ への理解 ～

私には、自閉症の回復には、このMTHFrの変異はMTHFr A1298Cより深刻ではないと思います。しかし、このMTHFr のC677T変異はホモシステインをメチオニンに変換する体の能力に影響を与え、ホモシステイン濃度の上昇の原因になります。高いホモシステイン濃度は心疾患、アルツハイマー病および脈管炎症や「濃い血液」を含む様々な他の炎症性疾患（凝固亢進と炎症に至る場合がある）と関係しています。

(1)高いホモシステイン・レベルとSAH

　高いホモシステイン・レベルによって、アデノシル・ホモシステイン（SAH）が体内に蓄積され、メチル化経路でこの章の初めで検討したCOMT酵素を含む酵素の一部を阻害します。COMT（カテコール O-メチルトランスフェラーゼ）の抑制がCOMT V158M －／－のある人のドーパミン・レベルを上昇させる可能性がある一方で、COMT V158M ＋／＋のある人では、この全く同じ活動が気分変動につながる可能性があります。SAHもメチル基をDNAやRNAおよびタンパク質へ移動させる鍵酵素を阻害して、DNAメチル化の抑制をもたらします。

(2)MTHFr C677Tへの対処

　適切な補給によって、これらの望ましくない効果の軽減を助けなければならなりません。C677T変異はMTHFr酵素の正反応に貢献し、5メチル葉酸と呼ばれる特定の葉酸を産生する身体の能力を減少させます。したがって、この特定の葉酸を補給し、他の形状の純粋な葉酸やフォリンの投与量を最小限にすることが重要です。それは不適格な葉酸などが体内での輸送で5メチル葉酸と競合するからです。

　医学文献は5メチル葉酸の理解に関しては明瞭ではなく統一もされていませんが、私の経験では、5メチル葉酸だけがMTHFr変異を回避するという、この一点だけは明白です。5ホルミル葉酸には他の利点もありますが、MTHFr変異を回避しません。5ホルミルTHFから5メチルTHFへ行くにはMTHFrを必要とします。Folapro（フォラプロ）製品は、明らかに5メチルTHFです。市場でフォリン酸とされている製品は5ホルミルTHFであり、フォリニックとラベルされている他の製品が5メチルTHFです。このように紛らわしいので、ラベルの名前で選ぶよりもむしろ、化学式に基づく製品を使う方が安全です。

(3)解毒のフォロー

　上述したように、「ハネムーン」期間は、メチル化サポートを服用後にしばしば見られます。C677T変異や特定のメチオニンシンターゼ変異およびメチオニンシンターゼ還元酵素変異を持つ人にとっては、短い「ハネムーン」となる可能性があります。場合によっては、「ハネムーン」が一日だけのこともあります。私が推薦するサプリメントは、これらの変異をいくつか組み合わせたものに対処しています。このような変異すべてがメチル化サイクルの重要な位置にあるからです。その結果、サプリメント摂取を適切に開始するとすぐに、ほぼ即座に解毒を経験する可能性があります。丁度ダムを急に開いた場合と同じで、この経路が急速に障害物を取り除かれたように

第6章　ステップ2　解毒　パート1　メチル化サイクルの最適化

なるのです。解毒を監視するために、あなたのかかりつけの医師と相談しながら随時尿中有害金属（UTM）検査を実施して下さい。

MTHFr A1298C+に対する理解

　ニュウトリゲノミクス検査がMTHFr遺伝子におけるA1298C変異を示す場合、C677T変異の場合とは異なる問題に取り組むことになります。A1298C変異は、遺伝子のSAMe調節性領域にマップされています。C677Tとは異なり、A1298C変異は、ホモシステイン濃度の増加にはつながりません。最近まで、この変異はさほど重篤ではないように見えました。しかし、私たちがCBS上方制御に関するセクションで前に検討したように、科学論文ではMTHFr酵素がBH4の形成につながる逆反応を引き起こすことが現在では示唆されています。私の経験に基づき、私はA1298C変異がこの逆反応に影響を与え、BH2からBH4への転換を不能にし、さらにBH4レベルの低下の原因となると考えます。アルミニウムもBH4レベルに負の影響を与えます。すなわち、A1298C変異は解毒する能力およびアンモニアを制限する能力に影響を与えるので、アルミニウム貯留を許し、それが更にBH4を低下させて問題を悪化させるので、一種の「二重脅威」効果をつくります。

　医学論文や私個人の臨床経験では、細菌がアルミニウムを抱合する可能性があり、それによって、MTHFr A1298C変異ですでに損なわれるBH4の合成を更に阻害します。あなたにこの変異がある場合、プログラムを進める間に、全身のアルミニウムの排出に取り組み、BH4リサイクルに対する顕しい障害を取り除くことが不可欠です。

　ニュートリジェノミックス検査で、あなたまたはあなたのお子さんにこの変異が認められた場合、BH4の重要性を理解するためにこの章の初めに出てきたBH4の三脚スツールに戻ってみたいと思います。アンモニア濃度を正常に保つことは極めて重要なことですが、MTHFr A1298C変異のある人にとっては、過剰なアンモニアがBH4レベルを枯渇させるので特に重要です（すでにこの変異によってBH2からBH4への転換に問題が生じBH4レベルが損なわれているので）。

　BH4の低値は、ドーパミン、セロトニンと尿素サイクル機能に影響を及ぼします。

ドーパミン貯蔵を補充するにはBH4が必要ですが、記憶にあるように、ドーパミンのアンバランスは気分に影響を与えます。さらに、COMTとVDR／Taqの変異がドーパミン合成に影響を与えるので、COMTとVDR／Taqの状態によっては、バランスの取れたドーパミン濃度の状態以上にドーパミン濃度を上昇させるか、または低下させる可能性もあります。

(1)MTHFr A1298Cに対する取り組み

　MTHFr A1298C変異に関して私が述べてきたような理由から、私がステップ1で紹介したようにBH4のサポートとアルミニウム排出および腸のプログラムが重要なのです。

　MTHFr A1298C変異があると、アンバランスはMAP検査での馬尿酸の上昇のような指標や安息香酸比率のアンバランス、およびCSA検査での悪性細菌叢の増加などがしばしば認められます。加えて、クレブス回路の最初の部分は、アルミニウム毒性のため遮断される可能性があります。アルミニウム貯留が慢性の細菌負荷に関連するので、MTHFr A1298C変異は慢性の細菌に対処する体の能力を制限する可能性があるため、腸のプログラムを重視すること、定期的にCSA検査（細菌負荷を示す）を実施すること、および慢性細菌感染症に対処するためのサポートとしてサプリメントを取ることが重要になります（推奨するサプリメントのリストから選ぶことが出来ます）。最優先で取り組むべき変異が存在した場合は、それに対処した後で、あなたはステップ 2の第1部を開始してメチル化サイクルのサポートを加えることができます。第7章のステップ 2の第2部へ進むと、金属の排出を伴う細菌およびウイルスの解毒に重点的に取り組むことになります。

　この段階では、最初に、このセクションの後半に記載される内容に従ってメチル化サポートを加えます。またアルミニウムがクレブス回路活性に影響を与える可能性があることから、ミトコンドリアのサポートを加えるようにお勧めします。この章のミトコンドリアのプログラムの箇所を調べて下さい。これらのサポートによる自然な解毒が緩慢になってきたら、あなたはサプリメント・リストからの選んだ製品を使って細菌とアルミニウムに対する取り組みを始めることができます。

　更に、この変異に対しては、CCK（コレシストキニン）が細菌解毒の誘発を助ける可能性があるので、低用量のCCKサポート（CCK Support RNA（CCKコレシストキニンへのサポートRNA）と共に1日当たり1/8〜1/4のCCK（Resist Fat Apex Lean））は有効である可能性があります。やがて、耐容性が見られれば、分割投与で1日当

第6章 ステップ2 解毒 パート1 メチル化サイクルの最適化

たり1錠まで増量することができます。「消化管と微生物のプログラム」を微調整すると、細菌解毒がサポートされ、アルミニウム排出を誘発する一方で、腸内菌叢のバランスを取ることが出来るようになります。

検査によるメチル化の状態のフォロー

　ご存じのように、私は、現在の毒素のレベル、上昇させるべき生化学的要素、および維持すべき生化学的要素、低下させるべき生化学的要素をバイオメディカル検査を用いて確認することを繰り返しお勧めしています。以下の検査を通じて毒素と生化学的レベルを監視することで、あなたはメチル化サイクルのバランスを評価することができます。

(1) 機能が低下したメチル化サイクルバイオメディカルマーカー

UAA検査
- 尿経路アミノ酸検査でのメチオニンの低値
- メチルヒスチジンの上昇

MAP有機酸検査
- FIGLU（ホルムイミノグルタミン酸）の上昇
- メチルマロン酸の上昇
- コハク酸の低値
- チミジンと比較して高いウラシル値
- βアミノ・イソ酪酸塩とアンセリンの上昇
  この上昇は、メチル基の欠乏のためチミジンに加工されない過剰なウラシルによって引き起こされる可能性があります

　メチルヒスチジン、FIGLU（ホルムイミノグルタミン酸）およびウラシルはメチル化サイクル全体のアンバランスを反映する一方、メチルマロン酸の高値とコハク酸の低値は低いビタミンB12レベルを反映します。メチル化サイクルが適切に補充されるまで、正確にB12レベルを測定するのは難しいのです。また、経路における他の変異

が栄養補給を完全に受けるまで、B12を使い始める時は大量に取らないで下さい。従って、メチルマロン酸およびコハク酸のレベルは、最初は範囲内にあるように見えるかもしれませんが、一旦あなたが他のメチル化サイクルのサポートを全て加えると、メチルマロン酸およびコハク酸のレベルは変化します。メチルマロン酸およびコハク酸が範囲内にあってもFIGLU値が高く、メチオニン値が低く、タウリン値が上昇している場合は、まずサプリメントを摂取して変異を回避し、次いでメチルマロン酸およびコハク酸のレベルを測定する検査を再度実施して下さい。

あなたが、変異を回避するための補充を行っても、まだメチルマロン酸（MMA）とコハク酸が範囲内にある一方で、FIGLUが高いままの場合は、純粋な葉酸の増量がしばしば役に立ちます。細菌が原因でFIGLUを上昇させることがあるので、CSAの実施は役立ちます。

フォラプロ（Folapro）、イントリンジック（Intrinsic）B12、ヌクレオチドとフォリン酸はメチル化サイクルの変異に対する補完を助けることが可能です。すなわち経路を活発にさせT細胞を増殖させてウイルスを除去するのです。しかし身体がステップ1の方法でバランスを回復するまで、このようなサプリメントを加えるのを待って下さい。次いでステップ2で必要な免疫サポートを加え、その後で解毒プロセスを開始して下さい。

メチオニンスルホキシドが高濃度の場合は、ATPを追加する必要を示している可能性があります。メチオニンの高濃度および充分なATPサポートを得たメチオニンスルホキシドが高濃度の場合は、MAT酵素活性の低下およびSAMeで直接サポートする必要性を示唆している可能性があります。それは、MAT（メチオニン・アデノシル・トランスフェラーゼ）変異を回避するCOMTとVDRの状態とは関係ありません。

第6章　ステップ2　解毒　パート1　メチル化サイクルの最適化

短い経路へのサポート

初めは、メチル化サイクルが不活性で混乱しているように思えるかもしれません。MTRおよび/またはMTRRに変異がある場合、あなたはメチル化サイクルを稼働させるために最初にBHMT経路をサポートする必要があります。

MTR経路およびMTRR経路のように、BHMT経路もまたメチオニンを形成して、BHMTの「短い経路」を活性化することでメチオニンシンターゼ遺伝子の変異を迂回できます。この第2の経路（または短い経路）は、ホスファチジルセリン（PS）および/またはTMGを供与体として使用するので、これらのサプリメントを加えることでこの反応を引き起こすことができます。一旦「短い経路」が活性化されれば、上述したように、フォラプロ（Folapro）、イントリンジックB12／葉酸および他の剤形のB12など回り道用の補助食品を段階的に重ねて加えていくことができます。

ホスファチジルセリン（PS）は、ジェルカプセル単独とDMAE入りの噛み砕けるタイプ（商標名は、Pedi-Active：ペディ・アクティブ）の2つのタイプがあります。DMAEがメチル基を含むので、COMTとVDRの結果に基づいてさらに多くのメチル基を必要とする人にとっては良い組合せです。

しかし、あなたが高濃度のメチル供与体に耐容性がない場合、または、あなたが気分変動を経験する場合は、DMAE入りのペディ・アクティブ（Pedi-Active）の使用を中止して下さい。

DMGは言語の発達を助けますが、一方でBHMT反応を阻害する可能性があります。従って、私はこの第2の経路が低用量のTMG、PS／PE／PCとメチオニン単独（その全ては他の重要な栄養素と一緒にHHI総合ビタミン（Neurological Health Formula）に含まれています）で適切に補充された後に、DMGを加えるように勧めています。推奨用量は、朝1回と午後1回です。通常は、B12がメチル化サイクルの「回り道」を充分にサポート出来るようになるまでは、DMGを加えるのを待つ方が良いでしょう。

第1の目的は、あなたがメチル化サイクルの回り道へ移る準備が整うまで、メチル

化活性を短い経路で活動させ続けることです。一旦UTEE検査結果でコバルト排泄量の上昇が赤線の極限に達していればDMGを多少加えることができます。

BHMTの状態
〜 BHMTに対する理解 〜

BHMT（ベタイン・ホモシステインメチルトランスフェラーゼ）はメチル化サイクルの「短い経路」にとって主要な物質で、ホモシステインのメチオニンへの転換を助けます。この活性は、ストレスとコルチゾール・レベルの影響を受けますが、その影響がノルエピネフリン・レベルに影響を与え、ADD／ADHDの一因となる可能性があります。しかし、各BHMT遺伝子（BHMT 1、2、4、8）の機能は互いに若干異なっているので、その詳細を調べてみましょう。

CBS上方制御が見られない場合でも、これらの3つのBHMT変異（1と2と4）＋／＋があるとCBSの変異の場合と類似したUAA検査結果を見ることがあります。このことは、この3つのBHMT変異が、経路の硫黄転移部分で中間体レベルの上昇をもたらすことを示唆しています。Ammonia Support RNA（アンモニアを改善するRNA）を使用して、タウリンを制限することが役に立ちます。尿中アミノ酸検査に基づいてあなたの服用量を調整して下さい。一方、BHMT8の変異はしばしばドーパミンの分解（HVA）に比べMHPG濃度の上昇を強めるように見えるので、注意が必要な問題です。これらの濃度は、MAP有機酸検査で追跡することができます。グリシン値の上昇（短い経路の経路が重視されていることを示す）は、BHMT8＋／＋の人には一般によく見られます。NADH、SAMeとDMG（充分なB12が得られた後で）と共にAttention Support RNA（注意欠陥へのサポートを改善するRNA）を摂取すると、BHMT8＋の状態から生じる注意力不足に有効である場合があります。この分野は臨床的な発見がこの先もまだ続いて行く領域なので、BHMTに対する私の理解も未完成の段階です。

第6章　ステップ2　解毒　パート1　メチル化サイクルの最適化

他の重要な遺伝子

MaoA（モノアミン酸化酵素A）

　モノアミン酸化酵素A（MaoA）遺伝子はセロトニン分解に活性がある酵素をコードします。MaoA＋の状態では、酵素活性の減少は、セロトニンを分解する能力を低下させます。COMT V158M＋と同様に、MaoA＋／＋の状態では、セロトニンが高い濃度から低い濃度へ循環すると、気分変動または攻撃行動さえ引き起こす場合があります。Behavior RNAは、攻撃性への対処に役立ちます。更に、消化器官と細菌の問題に関するセクションで述べたように、慢性感染症はトリプトファン貯蔵を減少させる可能性があります。このことはMAP有機酸検査と尿中アミノ酸検査（UAA）により確認することができます。そして、その場合は高濃度の5ヒドロキシ・インドール酢酸（5HIAA）を示します。強迫性障害（OCD）の行動も症状の一つです。アルミニウム毒性によるBH4の欠如、アンモニア濃度の上昇および／またはMTHFr A1298C変異は、すべてセロトニン濃度に影響を与えます。低用量のMood S RNA（気分Sフォーミュラ RNA）と補助食品5HTPを必要に応じて頻繁に使用すれば、セロトニンのバランスを取り易くなる可能性があります。

　アンジオテンシン変換酵素（ACE）の欠損（後でこの章で検討される）の場合と同様に、MaoA遺伝子は、標準的なメンデルの遺伝的性質を経て継承されるのではありません。MaoA遺伝子はX染色体と一緒に「移動」し、従属する形質と考えられています。男性のX染色体は母親からのみ来ることができるので、これは、父のMaoAのステータスが息子のMaoAのステータスに関与しないことを意味します。女性では、X染色体は1個ずつ親から貰うので、MaoAのSNPに関し、遺伝的性質は両方の親を反映する傾向があります。

SUOX

　私が、ニュートリジェノミックス検査でSUOX＋／＋変異を見ることは稀です。SUOX（亜硫酸オキシダーゼ）が亜硫酸塩を解毒して、それを硫酸塩と呼ばれる毒性の低い形状への変換を助けるので、この酵素活性のアンバランスは有毒性の硫黄副産物の増加の原因になる可能性があります。SUOX＋／−のある人の検査結果は、しばしばマンガン、ホウ素とストロンチウムが低濃度を示します。類似のパターンは

159

B12濃度が非常に低い人に起こる場合があり、時には私が「機能的なSUOX欠乏症」と呼んでいるものが生じます。換言すれば、SUOX（亜硫酸オキシダーゼ）の変異が実際にはなくても、人々が他のメチル化経路の変異をいくつか持っていると、それが組み合わさってこの部分のサイクルに負担をかけ、類似の効果が生じる可能性があるのです。

SUOX酵素（亜硫酸オキシダーゼ）は補助因子としてモリブデンを使用するので、モリブデンの減少が起こる場合があります。モリブデン・レベルの低下は、SUOX変異、CBSの活動、または含硫化合物の使用・摂取から生じる場合があります。私が下記で検討するように、これらの要因の全ても食物および環境に対する敏感性を引き起こす可能性がありますが、アルデヒド酸化酵素の欠乏も一部その原因となっています。

(1) モリブデンの重要な役割

なぜ、モリブデンの低濃度は、問題なのでしょうか？　銅が優勢にならないように、モリブデンは亜鉛／銅の比率のバランスを助けます。過剰な銅は、疲労、鬱病、不眠症、発疹、副腎の極度の疲労、その他種々の症状を生じることがあります。SUOXおよび／またはCBS C699T＋変異がある場合は、規則的なUTMとUTEE検査は、重要なミネラルの状態をモニターするのに有効です。その情報はあなたが重金属の解毒を追跡する際に役立ちますが、亜鉛／銅の比率も教えてくれます。

モリブデン値が低いと、キサンチンオキシダーゼとアルデヒド酸化酵素活性を減少させる傾向があります。

キサンチンオキシダーゼは、ホモ牛乳に含まれていますが、この事がSUOX＋／－状態（またはSUOXの負担の増加によってCBS＋の状態の場合）の人が時に乳製品不耐症を引き起こす原因の一つになっているのかもしれません。アルデヒド酸化酵素は、アセトアルデヒドを含むアルデヒドの解毒に必要です。アセトアルデヒドは、カンジダによって発生する菌類の廃産物です。アルデヒドは、香水、特定の食品および環境毒素の中にも見つかります。アルデヒドの食物源は、バニラ、シナモン（シナモン風味の歯磨剤を含む）、クミンおよびタラゴンを含みます。アルコール飲料を分解する時もアルデヒドが生じます。

尿中必須ミネラル検査（UTEE）は、モリブデン濃度の追跡に役立ちます。直接、または、特定の食品で、モリブデンを補充することができます。

第6章　ステップ2　解毒　パート1　メチル化サイクルの最適化

(2) モリブデンが多い食品

オオムギ、牛の腎臓、牛レバー、そば粉、ホット・ココア、卵、マメ科植物、ヤマイモ、オート麦フレーク、じゃがいも、ライ麦パン、ほうれん草、ヒマワリの種、小麦胚芽、グリーン色葉野菜

　硫黄系化合物の摂取量を制限することが、SUOX変異に対処する最も簡単な方法です。食品中の亜硫酸塩を回避することが重要なのは、あなたの亜硫酸塩を変える能力には限界があるからです。亜硫酸塩は、SUOX＋の状態の人が時々経験する極端な酸逆流に関与する可能性があります。ドライフルーツと熟成した肉は、しばしば亜硫酸塩の供給源となります。特定の種類のツナ缶も亜硫酸塩を含有しますし、サラダバーではレタスの変色を防止するために亜硫酸塩をしばしば使用します。

(3) SUOXと酸逆流

　私が見た症例の中で、SUOX＋/－の状態の人は、深刻な酸逆流を訴えています。酸逆流に対しては、胃食道逆流（GER）に処方される一般薬剤はあまり（または全く）有効ではありませんでした。一般薬剤は、胃で過剰な酸を起こす作用を対象としています（ヒスタミン2遮断薬）。SUOX（亜硫酸オキシダーゼ）があると、過剰な亜硫酸塩は、酸逆流に二次的影響を及ぼすようなアレルギー性反応および喘息性反応に至る可能性があります。胃食道逆流（GER）は、しばしば喘息で引き起こされます。喘息が酸逆流の原因なのか、あるいはその逆なのかは現在まだ解明されていませんが、医学研究ではこの関連が確認されています。高濃度の亜硫酸塩は喘息の既知の誘因であり、喘息の特定の寄与因子は過剰な酸の産生につながる可能性があります。通常、ヒスタミン反応（例えば喘息性症状の一因となっている反応）は、アレルギー応答として考えられています。しかし、ヒスタミン受容体の過剰反応は、胃食道逆流症（GERD）で見られる過剰な酸の産生にも結びつきます。下記の論文Pneumological Aspects of Gastroesophageal Reflux（Dal Negro and Allegra 編集）を参照して下さい。

　「胃食道逆流（GER）は、胃内容物の食道への異常な逆流から生じる症状とイベントのことを言います。呼吸器疾患、特に気管支喘息は、胃食道逆流（GER）を含む複数の要因で悪化する可能性があります。胃食道障害の発生と呼吸機能の変化の関係は1世紀以上前から知られていましたが、食道への酸逆流が呼吸器症状をもたらすことができる機序についてはまだ議論されている段階です。これらの同時発生的な病

理学的イベントの原因も、まだ完全には理解されていません。例えば逆流そのものが喘息を開始または悪化させるのかどうか、あるいは、喘息やその治療が最初に胃食道逆流を生じさせるのかどうかは現在研究段階にある問題です。」

　上記の論文は、SUOX変異、またはCBS上方制御のある人々に見られる酸逆流は、体内の過剰な亜硫酸塩に関連する場合があるという作業理論を裏づけています。適切なモリブデンレベルの維持、硫黄供与体の制限、Lung Support RNAとRespiratory Support RNA（呼吸器サポートRNA）ならびにStomach pH Balancing RNA（胃のpHバランスをサポートするRNA）とStress RNA（ストレスへのサポートRNA）の使用は、酸逆流のバランスに効果がある。クエルセチンは、COMT －／－ or COMT ＋／－ のある人に対し肥満細胞の脱顆粒を制限するために用いることができます。更に、Petadulex（フキ）はアレルギー反応やヒスタミン反応のバランスをとるのに有効である場合があります。

　適切なマグネシウムは喘息への対処に有効であることが示されており、従って、高い亜硫酸塩レベルのある人々に有効である可能性があります。喘息の小児の研究の一つに、以前3回の気管支拡張剤の投与に反応しなかった子どもに対してマグネシウムを静注した結果、入院させずに喘息発作症状を逆転させることが出来たことが明らかにされています（Ann Emerg Med. 2000年；36:181-190）。このような理由から、私は尿中必須ミネラル検査（UTEE）と尿中有害金属（UTM）検査を定期的に実施することをお勧めします。

　酸逆流は、金属毒素と慢性ウイルス感染から生じる場合もあります。胸やけのための市販薬であるシメチジン（商品名：タガメット）がヘルペスウイルスに対して効果的であることが証明されたので、慢性ウイルス感染も酸逆流に関与する可能性があります。

　最後に、高濃度のB12は、亜硫酸塩感受性を軽減することが報告されています。喘息の改善は、B12の高用量のサポートでも報告されています。B12の欠乏は胃酸度を増加させる可能性があり、実際に酸逆流を悪化させます。従ってMTRとMTRRのセクションで記述したように、たとえMTRまたはMTRRの変異が無くても、SUOX変異や亜硫酸塩感受性を持つ人や、喘息にかかっている人は、高用量B12のサポートを考慮されて良いと思います。

第6章　ステップ2　解毒　パート1　メチル化サイクルの最適化

●NOS（一酸化窒素シンターゼ）

　NOS酵素は尿素サイクルに存在し、NOSはアンモニア解毒を助けます。NOS＋／＋があると、酵素活性が低下し、CBS上方制御との相加作用を生じて、高いレベルのアンモニアの生成に結び付きます。

　医学文献中の研究の中には、オメガ3 EFAs（必須脂肪酸）がNOS活性を制限する可能性があることを示唆するものもあるので、私は、1日おきにオメガ3:6:9をEFA混合剤と共に使い、他の異なる原料から作られたオメガ3脂肪酸（例えばDHA）と交互に用いることを勧めています。これらの必須脂肪酸は膜の流動性を最適化し、交互に用いることによって、NOS酵素（一酸化窒素合成酵素）に干渉する可能性がある過剰なオメガ3を制限します。NOSの活性が非効率的な場合は、尿素サイクルの過大な負担となって高いアンモニア・レベルに結び付く可能性があるので、この私の投与方法で補給を行えば、NOSに影響を与えることなく必要とする脂肪を得られます。NOS変異のない人は、毎日オメガ3を取ることができます。加えて、蛋白濃度の低い食事とStress Foundation RNA（ストレスへのサポートRNA）（1日1～2回）の摂取は、尿素経路のサポートを助けます。

　私の臨床経験から、NOS＋が存在すると脂質供与体を処理することが困難なことに気が付いたので、私は体が必要とする脂肪酸を交互に取ることを提案します。我々は皆特定の脂質を様々な身体の機能に必要としています。したがって、ここで重要な点は下記に示している脂質供与体や補助食品リストで推奨されている脂質供与体を控えめに取ることであり、脂質供与体を全て排除することではありません。

脂質供与体
　── CBS＋、NOS＋の場合は制限すること ──
経皮性のクリーム
Lipoceutical EDTA：リポスーティカルEDTA
Lipoceutical glutathione：リポスーティカル・グルタチオン
高用量の必須脂肪酸
CoQ10：コエンザイムQ10
ALA：αリポイック酸
イデベノン

ACE（アンジオテンシン変換酵素）の欠失

　遺伝子の欠失は、ACE（アンジオテンシン変換酵素）の活性に影響を及ぼします。これは、この酵素の活性に上方制御を引き起こし、アンジオテンシンⅠがアンジオテンシンⅡへ高い割合で転換する原因となります。アンジオテンシンⅡの高レベルは、アルドステロンのレベルを上昇させます。動物試験では、高レベルのアンジオテンシンⅡは、不安の増大および学習と記憶の減少に相関していました。高レベルのアルドステロンも、AHCY（S-アデノシルホモシステインヒドロラーゼ）の活性を増大させる傾向があります。

　ACE遺伝子は遺伝子の欠失でありSNPでないことを思い出して下さい。ACE遺伝子は単一塩基遺伝子変異と同様に家系に遺伝する可能性はありません。一方SNPが一塩基の変異から生じる一方、欠失はDNAの小片の存在（場合によっては、不在）から生じます。

(1) ナトリウムとカリウム

　高レベルのアルドステロンは、ナトリウムの尿排泄を減少させ、カリウムの尿排泄を増大させます。これは、UTEE検査における低濃度のナトリウムと高濃度のカリウムは、アルドステロンの過剰を反映し、ACEの上方制御を示す可能性があることを示唆しています（遺伝子検査を実施していない人のための有効な指標）。加えて、UTEE検査結果で、サプリメントプログラムの効果を確認することができます。ナトリウムと比較してカリウムの排泄が高い場合は、適切な補給がなくACEが欠失していることを示す指標です。補給の後の尿中必須ミネラル検査の結果によって、サプリメントプログラムが、カリウムとナトリウムのバランスの取れた排泄に良い影響を及ぼしたかど

第6章　ステップ2　解毒　パート1　メチル化サイクルの最適化

うかを確認することができます。

　アルドステロンは、ストレスの多い状況の後で、血流に放出されるので、本質的にはアルドステロンはストレスホルモンです。従って、ACE上方制御がない場合さえ、慢性のストレスは高濃度のアルドステロンを生じる可能性があり、ナトリウムの貯留とカリウム排泄の上昇を引き起こします。しかしカリウムは、腎臓が適切に機能する場合だけ排泄されます。腎臓機能が損なわれると、カリウムは体で保持される可能性があります。

　高濃度のアルドステロンがナトリウム貯留とカリウム排出の増加をまず促しますが、時間とともに、副腎は疲労します。その結果、副腎は十分な量のアルドステロンおよび／またはコルチゾールを放出することができなくなります。その時、カリウム値は上昇、ナトリウム値は低下して、カリウムの貯留が増大することになります。このようにナトリウムとカリウムのアンバランスが起こるときは、副腎と腎臓のサポートを考慮して下さい。アルドステロンの持つストレスホルモンとしての機能から、ストレスを減らすことにも役立ちます。

　ATP（アデノシン三リン酸）は、ナトリウムとカリウム濃度の良いバランスを助けることもできます。特定の有害なミネラル（例えばタリウム）は、ATPレベルに悪影響を与えることが報告されています。私の臨床経験では、十分なATPのサポートが無い場合は、（タリウムの充分な排出が起こるまで）ナトリウムとカリウムのバランスをとることは、しばしば難しくなります。

(2) ACE（アンジオテンシン変換酵素）への取り組み

　この経路におけるACE変異のサポートとしては、Kidney Inflammatory Pathway Support RNA（腎臓炎症へのサポートRNA）、オーラキドニー、オーラアドレン、Stress and Anxiety Support RNAなどがあります。ミネラル全般のサポートには、バイオナチバス・マルチミネラル（BioNativus multiminerals）が使えます。

　特定のACE変異なしでさえ、多くの人々は副腎と腎臓全般のサポートによって恩恵を得ることができます。このようなサポートとしては、特に検査結果がタリウムのような有害金属の高い濃度を示す場合、オーラキドニー、オーラアドレン、Stress Foundation RNA（ストレスへのサポートRNA）、Kidney Inflammatory Pathway Support RNA（腎臓炎症へのサポートRNA）、およびATPがあります。

関連した話しとして、多くの補助食品（お茶さえも）は、カンゾウを含んでいます。しかし、カンゾウがアルドステロンとコルチゾールを分解する酵素である11β水酸化ステロイド脱水素酵素を阻害して、アルドステロン・レベルの上昇の原因になるので、ストレスや不安あるいは類似のアンバランスを持つ人は摂取を控えなければなりません。カンゾウはまた塩への欲求を強くさせ、カリウムの喪失と水分摂取の増加の原因になる可能性があります。グレープフルーツ・ジュースも、この酵素の活性を阻害します。UTEE検査がナトリウムおよびカリウムの排出アンバランスを示している場合、カンゾウおよびグレープフルーツ・ジュースを取ることは避けた方が良いでしょう。

例えばプロゲステロンとエストロゲンのようなホルモンも、アルドステロンのレベルに影響を及ぼす可能性があります。プロゲステロンはアルドステロンの効果を減少させる傾向がありますが、このことはプロゲステロンが高いアルドステロンの症状を示す人に有益かもしれないということを示唆しています。高濃度のアルドステロンの症状としては過剰な体液貯留やカリウム排出の増加などがあります。逆に、エストロゲンはアルドステロンのレベルを上昇させるように考えられます。

PEMT

PEMT（ホスファチジルエタノールアミンN-メチルトランスフェラーゼ）は、メチル化サイクルとエストロゲンの間を架橋する遺伝子です。研究によると、PEMT遺伝子はエストロゲンによって増加することが判明しています。メチル化サイクルでは、PEMTはホスファチジルエタノールアミンのホスファチジルコリンへの変換を助けます。バイオメディカル検査ではACATのSNP（この章の初めで検討されています）を持つ人にエタノールアミン濃度のアンバランスが示されており、PEMTの多型とACAT変異の間に関連性がある可能性を示唆しています。加えて、PEMT自体は、実際にはメチルトランスフェラーゼであるために、メチル化サイクル変異の影響を受けるので、PEMTが機能するにはメチル基が十分に存在することが必要です。BHMT、MTR、MTRR、COMTおよびCBSはPEMT活性に必要なメチル供与体の供給を手助けするので、BHMT、MTR、MTRR、COMTとCBSなどの変異はPEMTに影響を与え、それが蓄積される可能性があります。私たちはPEMTの役割に関する研究を始めましたが、自閉症のみならず慢性疲労症候群（CFS）や他の疾病でのホルモンの役割について更なる研究成果が得られることを望んでいます。

第6章　ステップ2　解毒　パート1　メチル化サイクルの最適化

　自閉症は、女性と比較して男性の優性が認められ、研究分野として重要です。このことはホルモンが自閉症に寄与することを示す他の指標を裏付けます。PEMTのSNPの研究によって、関係する機序への理解が深まる可能性があります。さらに多くの場合、自閉症患者の女性は、男性患者より重篤な症状を示します。自閉症患者では発作活動の増加が見られる傾向があり、また、エストロゲンは発作に直接影響を及ぼします。

サイクルの全ての部分を強化する

　特定の変異への取り組みに加えて、広義のメチル化サイクルの主要分野は、ほぼすべての人にとってサポートが必要であり、それをこれから説明します。この問題を説明することで得るものも大きいでしょう。例えば、重要な中間体を確実に供給することでエネルギーのレベルを上昇させ、メチル化サイクル機能の強い基盤を供与します。

腸のサポートを再検討する

　腸に関しては、この療法の全ての部分と同様に、一つの手法が全員にあてはまりません。場合によってはどの部分から始めたら良いのか判らない事もありますし、簡単に答えが見つかるものではありません。下記に、バイオメディカル検査とニュートリジェノミックスを考慮に入れて、一般的な腸の健康に対する提案を集めてみました。何時もそうですが、医師と良くご相談下さい。

　検査結果が判ったら、ビタミンC、ハーブ、バイオティーン製品、シリトール、パパイヤ酵素や他のサポートを使用して、前章の腸の療法で取り上げた器官の調整を行う事が出来ます。

　全般のメチル化サイクルのサポートも必要ですが、それに加えてB12の濃度も腸の状態に影響を与えます。メチル化サイクルのサポート以外に、徐々にB12サポート

を加えていくと、時間を経るに従い、腸の健康状態が改善されるでしょう。

ミトコンドリアのサポート

　解毒の過程とエネルギーの両方をサポートするために、COMT V158M とVDR／Taqタイプの人は皆、確実にクレブス回路（トリカルボン酸またはTCAサイクルとして知られています）を通り抜ける必要があります。クレブス回路は、ミトコンドリアで起きる反応を通じてエネルギーを発生します。メチル化サイクルと同様に、沢山の中間体が必要です。このような中間体は私が"ミトコンドリア・サポート・カクテル"と呼んでいるサプリメントでサポートする事が可能であり、その成分は検査結果によってカスタマイズする事ができます。検査結果は、欠陥が何処にあるのかという事を明らかにできるので、それによってサポートを加えることが出来るのです。

　図を見て頂くとお判りの様に、主要中間体の低値によってあなたが困っている場所がどこかをピンポイントで示してくれます。例えば、もし、MAP検査で、6時あるいは8時の方向で困った状態になっている事が判れば、ATP、NADHと低濃度のリボフラビンを摂取すると良いでしょう。

　カクテル療法の典型的な成分はL-カルニチン、CoQ10、イデベナン、NADHと低濃度のMuscle Support RNA（筋肉へのサポートRNA）です。これらの多くの成分はメチル基を含んでいます。ある人にはミトコンドリアのサポートまたはこれらのサプリメントをゆっくりと追加摂取させるか、または繰り返し使用することが有効です。

　ミトコンドリアのエネルギーが低減すると疲労、筋力低下、筋力の弱体化、微細・粗大運動障害の原因になりますが、このカクテル療法に含まれる特定の主要なサプリメントはエネルギーの発生と解毒のプロセスの両方に効果があります。解毒が徐々に起こる様に、ゆっくりと処方を増やして下さい。制御できる程度でメチル化における解毒サポートを行った後で、ミトコンドリアのカクテルを処方します。または、もし深刻な筋肉の無力化または疲労があるならば、最初にミトコンドリアのサポートをして下さい。

　上記の図から判るように、クレブス回路は、フマル酸エステルとアスパラギン酸塩を介してメチル化サイクルに接続します。これら二つの生化学物質は尿素サイクルの一部です。低レベルのフマル酸エステル（過剰なアンモニア、OTC変異、または

第6章　ステップ2　解毒　パート1　メチル化サイクルの最適化

NOS変異に起因します）はクレブス回路を抑制する様な影響を与えます。L-カルニチン・フマル酸エステルを直接サプリメントとして摂取すると尿素サイクルに生じた問題に起因するフマル酸エステル量の低下を補うことができます。

クレブス回路中間体の有機酸検査結果に基づくサポートを加える事が出来ます。例えば

- **コハク酸エステル**：ビタミンEコハク酸エステルで補うことが出来ます。
- **リンゴ酸塩**：リンゴ酸（malic acid）で補うことが出来ます。
- **クエン酸塩**：クエン酸マグネシウムで補うことが出来ます。

図にある様に、メチルマロニルCoAをスクシニルCoAに変換するにはB12が必要であることが判ります。MTRとMTRRにより、B12のレベルが低下します。例えば、これらの変異を持っている人が、中間体をサプリメントで摂取するとクレブス回路を直接サポート出来ます。

クレブス回路のサポートは、"クレブス回路を中間体"と呼ばれるサプリメントも含みます（グルタミン酸塩、アスパラギン酸塩、またはその派生物を含まない限り）。最初にどのサプリメントを使用するか決める検査を行います。

しばしば、高濃度の蓚酸誘導体は高濃度のパントテン酸やクエン酸と結合します。これが起こる時は、ピルビン酸塩が上手く変換されていない事を表していて、それは私が言うところの"時計"に入る場合に問題になります。

ピルビン酸塩は蓚酸とクエン酸とを結びつけるものなので、ピルビン酸が良く働かないと、蓚酸誘導体を蓄積させ、クエン酸を増加させる事になります。

又、B12が欠乏すると、クレブス回路に重大な影響が起こり得ます。特に、クレブス回路の後半（11時 — 12時）で中間体、例えば、蓚酸塩、とフマル酸エステルは、B12が欠乏する事により、増加すると言われています。反対に、クレブス回路の最初の部分（1時、2時、3時）の中間体は体内の過剰なアルミニウムにより蓄積されます。この事は、女性、MTHFr A1298C変異、ACAT変異、もしくは慢性細菌感染が体内にある場合には特に問題かもしれません。身体からアルミニウムが排泄されると、極端な筋肉衰弱が軽減されるのが観察されるので、アルミニウムがクレブス回路に悪影響を与えるのだという説が裏付けられます。サイクル初期で中間体レベルが高い場合は、アルミニウムサポートとミトコンドリアカクテルをプログラムの早い段階

で加えて下さい。

● G6PDH（グルコース６リン酸脱水素酵素）活性の減少

　人によっては、グルタチオン（メチル化サイクルの主要な解毒の要素）のリサイクルを助けるグルコース　６リン酸脱水素酵素という酵素（G6PDH）が欠乏する人がいます。G6PDHとNADH（ニコチンアミドアデニンジヌクレオチド）の両方が、高濃度の硫黄の解毒とCBSの上方制御により消耗されます。又、ビルビン酸塩の変換が最適な値よりも低い事がグルコース　６リン酸脱水素酵素（G6PDH）の欠乏に寄与することもあります。NADH（ニコチンアミドアデニンジヌクレオチド）　を摂取する事により、酸化グルタチオンが減少するので、NADHはグルコース６リン酸脱水素酵素（G6PDH）の活性の減少を補う効果があると思われます。

　硫黄供与体がグルコース６リン酸脱水素酵素（G6PDH）の活性を低下させる可能性があります。硫黄が過剰ですと、SUOX＋とCBS＋変異のある人に問題が生じますから、もし処理しないままにしておくと、これらの変異はグルコース６リン酸脱水素酵素の活性を減じる結果になります。グルコース６リン酸脱水素酵素の活性の低下による種々の症状には以下のものがあります。

- 赤血球が脆弱になり、簡単に破裂して貧血症になります。
- 例えば、DHEA のような硫黄供与体、または硫黄を基にしたキレート剤が経皮的あるいは他の形で与えられた場合に起こる問題。
- 毛細血管の破損、過度の傷と出血、鼻血等の硫黄毒性の症状。血糖値の悪化と体内５炭素糖の低下は症状の兆候です。

第6章　ステップ2　解毒　パート1　メチル化サイクルの最適化

```
            CBS
             ▼
        シスタチオニン
             ↓
          システイン
       ↙      ↓      ↘
  高いシステイン値  低いシステイン値
   タウリン            グルタチオン
          H2S + NH3
```

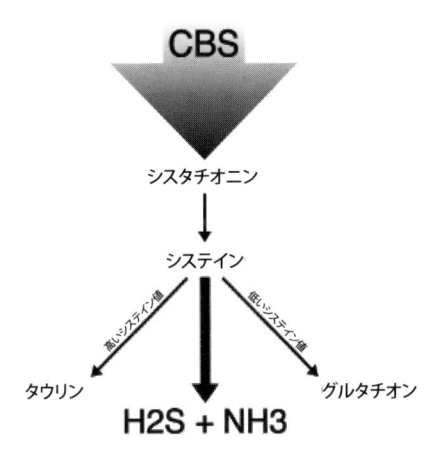

　赤血球は体内で120日の半減期を示すので、過剰な硫黄が蓄積され、グルコース6リン酸脱水素酵素レベルに影響を与えるには数カ月かかります。もし、硫黄ベースの製品を使用する時は、数ヶ月で影響が出てくる硫黄の毒性症状に注意して下さい。例えば、毛細血管の破損、挫傷の増大、腎臓機能低下などです。もし、これらの症状が出たら、硫黄ベースの製品の使用を直ぐに控えて下さい。グルコース6リン酸脱水素酵素が適正に機能しないと、高濃度の遊離グルコース、引いてはインスリンの急激な増加という結果をもたらします。これが連続すると炎症が増大します。NADHのみならずグルコース6リン酸脱水素酵素のレベルの低下を補うには、甲状腺と副腎のサポート、5炭糖（例えばリボース）の代替源およびリボース入りのビタミンCであるRight C 製品の使用を考えて下さい。

グルタチオンのサポート

　グルタチオン（GST）は解毒には極めて重要です。メチル化経路の変異がGST酵素に影響を与えますが、GSTは金属の蓄積を下げる主な成分ですから、グルタチオン濃度を健康に保つのは意味があります。硫黄転移の経路はグルタチオンとタウリンを発生します。システイン濃度がどちらを発生するかを決めます。低濃度のシステインはグルタチオンの発生を促し、高濃度のシステインはタウリンの発生になります。CBSの上方制御（C699T＋ またはA360A＋）はシステインを非常に多く発生するので経路はタウリンの形成を促進します。動物モデルでは、CBS C699T の酵素活性はCBS A360A＋（上方制御がさほど強くない）の40倍も増加する事を示しています。

CBSを持つ人はタウリンへの変換が急速に行われるので、ホモシステイン、システイン、またはシスタチオニンが認識できないレベルになりますが、驚く事ではありません。多くのケースで、高いタウリンとアンモニアのレベルを示すアミノ酸の検査結果はCBS上方制御を良く示します。

　私はグルタチオンを加える事に反対はしませんが、まず経路のこの部分を安定させる事が必要だと思います。したがって、CBSを持つ人にグルタチオン・サポートを紹介する前に、UAA（尿中アミノ酸検査）のタウリン・レベルを見る様にお勧めします。これらの数値が下がって来て、メチル化サイクルが全体的に良い状態になると、グルタチオンのレベルは自ら良くなります。この時点で、自然にグルタチオンレベルを上げるためにグルタチオンのサプリメント摂取を考えて下さい。

　システインジオキシゲナーゼ（CDO）反応とグルタミン酸システインリガーゼ（GCL）反応との分岐点で、システインのレベルによりCDO（タウリンのレベルを高める）の作用を高めるか、GCL（タウリンよりもグルタチオンのレベルを高める）の作用を高めるかになります。グルタチオンのレベルが高くなると、金属の毒性の排泄が高まる事になります。その結果、ジル・ジェームズ博士の、自閉症におけるグルタチオンと解毒の研究に見られるように、CDOとGCLの相互作用は安定したものになります。

　クルクミンはタウリンよりグルタチオンに重心を移す手助けをします。タウリンとアンモニアのレベルが良い状態にコントロールされると、GSH（還元型グルタチオン）の使用がグルタチオンのレベルをサポートするだけでなくTAC（クエン酸回路）／クレブス回路の初期の段階を助ける事になります。GSHはクエン酸とイソクエン酸を通り越してTAC）／クレブス回路へ移動します。グルタチオンは硫黄とグルタミン酸塩を両方とも含んでいるので、多ければ良いというものでもありません。さらに、NADH（ニコチンアミドアデニンジヌクレオチド）はグルタチオンのリサイクルを助けます。又、低用量のEDTAは、CDOとタウリンの形成から、GCLとグルタチオン合成に重点が移ります。

　グルタチオンは硫黄を含む化合物で、過度の硫黄はグルコース6リン酸脱水素酵素（G6PDH）レベルを低下させることを思い出して下さい。"グルタチオンが多ければ多いほど良い"という考え方で行くよりも、グルコース6リン酸脱水素酵素を念頭に置いて、硫黄供与体を取り過ぎないようにして下さい。グルタチオンには多くのオプションがあります。例えば、局所グルタチオン、経口グルタチオン（持ち運びに便利な脂質ベースの経口グルタチオン）、グルタチオン薬用キャンディー、あるいは静

第6章　ステップ2　解毒　パート1　メチル化サイクルの最適化

注グルタチオン等です。リサイクルの異常はグルコース6リン酸脱水素酵素の欠乏が原因なので、グルタチオンのリサイクルにNADHを使用して下さい。NADHもまた酸化されたグルタチオンを還元形に保ちます。

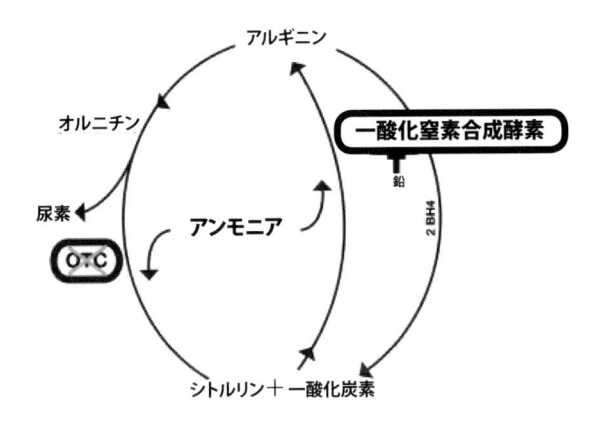

```
          アルギニン
              ↑
  オルニチン        一酸化窒素合成酵素
                        鉛
  尿素 ←   アンモニア        2 BH4
       OTC
              ↑
       シトルリン＋一酸化炭素
```

健康なグルタチオンを維持し、再生するには、沢山の硫黄を加えることなく、低い濃度のN-アセチル-システイン（NAC）、ローズヒップスのビタミンC（500mgを1日2～3回）、トコフェロール含有ビタミンEやセレニウム等を使用する事を考えて下さい。HHI Neurological Health Formulaの総合ビタミンは低用量の硫黄供給体を含んでいます。例えば、タウリン、ブロッコリ抽出液、やニンニクなどであり有益です。

クルクミンは、硫黄転移経路を経由するグルタチオン合成に寄与する酵素です。しかし、COMT V158M＋の状態の場合は、クルクミンは、メチル供与体なので、両刃の剣です。

尿素回路のサポート

尿素回路はアンモニアを解毒しますが、食物の蛋白質を分解して生成されるアンモニアとCBS上方制御で生成されるアンモニアの両方も解毒します。メチル化サイクルにおける幾つかの遺伝子の活性がBH4の蓄えを使い切るので、これらの遺伝子は尿素回路機能に影響を与えます。この中には、MTHFr A1298C 変異、慢性細菌感染によるアルミニウム、または、CBS上方制御とNOS（一酸化窒素合成酵素）を含みます。従って、尿素回路を上手くサポートする事が望ましいのです。

この経路での他の主要な酵素はOTC (オルニチントランスカルバミラーゼ) です。
OTC機能はメチル化経路に影響されます。メチル化機能はこの酵素をオンしたりオフしたりする能力を制御します。このため、総合的なメチル化サポートの前にOTC機能が低下する事があります。

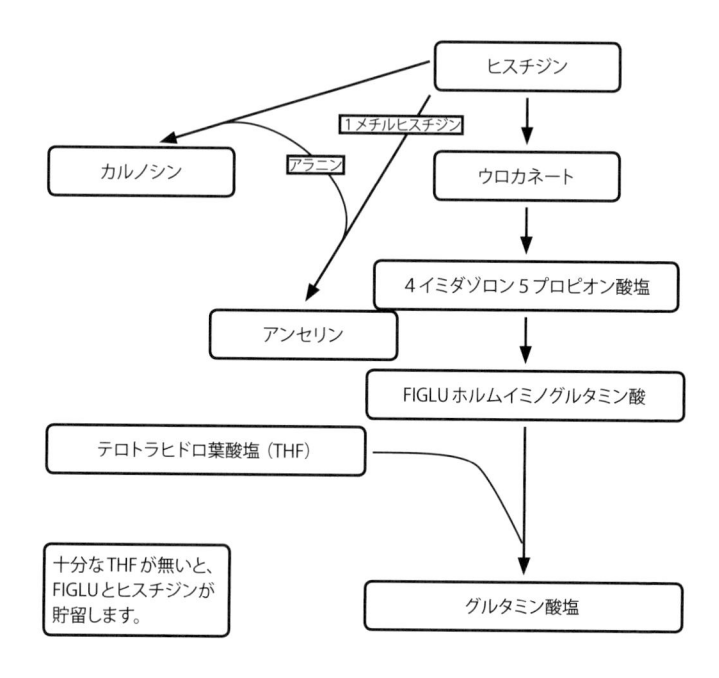

```
                                 ヒスチジン
                    ┌───────────────┼───────────────┐
                    │  1メチルヒスチジン              │
                    ▼         アラニン              ▼
              ┌──────────┐                    ┌──────────┐
              │ カルノシン │                    │ウロカネート│
              └──────────┘                    └──────────┘
                                                   │
                                                   ▼
                                   ┌─────────────────────────┐
                                   │ 4イミダゾロン5プロピオン酸塩 │
                                   └─────────────────────────┘
                          ┌──────────┐          │
                          │ アンセリン │          ▼
                          └──────────┘  ┌──────────────────────────┐
                                        │FIGLU ホルムイミノグルタミン酸│
                                        └──────────────────────────┘
         ┌────────────────────────┐              │
         │テロトラヒドロ葉酸塩 (THF) │──────────────┤
         └────────────────────────┘              │
                                                  ▼
      ┌─────────────────┐              ┌──────────────┐
      │十分なTHFが無いと、│              │ グルタミン酸塩│
      │FIGLUとヒスチジンが│              └──────────────┘
      │貯留します。      │
      └─────────────────┘
```

お分かりのように、OTC酵素は尿素回路の中でオルニチンとシトルリンの間に存在します。OTCの活動が低下すると、UAA (尿中アミノ酸検査) はオルニチンレベルが未だ高いのに、シトルリンの値が低い事を示します。OTCの活動が低下すると尿素回路が停滞し、中間から高いレベルのアルギニンと低レベルのアスパラギン酸塩を作りだします。最後に、このサイクルはクレブス回路のためにフマル酸エステルを生成します。先に述べた様に、尿素回路とクレブス回路はアスパラギン酸塩とフマル酸エステルを通して繋がっています。低濃度のシトルリン、範囲中央値のアルギニン、範囲中央値から高濃度のオルニチン、非常に高濃度のフマル酸エステル、低濃度か極端に低濃度のアスパラギン酸塩、とリンゴ酸濃度の低下が、MAP (有機酸検査) とUAA (尿中アミノ酸検査) の検査結果に見られると、OTC活動の低下を示します。これらの場合には、低用量のシトルリン、リンゴ酸、BH4、およびクレブ回路中間体の1/4 (もし、アスパルギン酸塩が特に低い場合には) が効果を上げます。メチル化

第6章　ステップ2　解毒　パート1　メチル化サイクルの最適化

サイクルのバランスが良くなると、OTCの問題は通常では解決されます。検査結果でFIGLU、メチルマロン酸、タウリン、コハク酸が通常値を示す時、メチル化機能は正常です。

アミノ酸全般のサポート

健康なアミノ酸値を維持する事は身体の機能が必要とする蛋白質や酵素を作る上で大切です。アミノ酸はUAA（尿中アミノ酸検査）で計るか、もし低いならば、サプリメント摂取で補えます。アミノ酸をサプリメントで摂取する場合、アミノ酸の混合物にグルタミンまたはグルタミン酸塩が含まれていない事を確認する事は大事です。一つの良い素材はアミノ・ケアという製品で、錠剤かジェルカプセル（1日1/2が適量）または局所ローションです。また、高いグルタミン酸塩は癌には良くないので、グルタミン酸塩を上げないでアミノ酸をサポートする様に調合されているアミノ・ケアは癌患者にも使用されています。

以上論議してきた様に、アミノ酸シトルリンはアンモニアの解毒に効果があるので、尿素回路にとって極めて重要です。UAA（尿中アミノ酸検査）でアミノ酸シトルリン値が低い場合は、シトルリンを少量摂取します。これは、OTC機能が低いのでシトルリンが低いか、またはCBS上方制御の結果、尿素回路の活動が過剰であるかを示しています。更に、分岐鎖アミノ酸（BCAA）が有効です。私が好きな混合サプリメントは、ロイシン、イソロイシンとバリンを含んでおり、1/2カプセルの処方から始まります。このサプリメントを使用する場合は、尿にメープルシロップの匂いがない事を確かめて下さい。もしあれば、使用を中止して下さい。分岐鎖アミノ酸はグルタミン酸塩をチェックするのに効果的です。プロリンが低ければ、1/2カプセルかそれ以下を増量して下さい。L-アラニンはDPT（三種混合ワクチン）に関する問題では効果があります。推奨できる処方は1/4から1/2カプセルです。

アミノ酸全体が低い人の場合は、Bowel Inflammatory Pathway Support（腸管炎症へのサポートRNA）を1日3回とオラル・アドレナル1回のコンビネーション処方はこの問題の解決にとても効果があります。MTRR11変異（アミノ酸が低い症状が表れます）とUAA（尿中アミノ酸検査）検査でアミノ酸値が低い人には大変有効です。

最後に、ヒスチジン、カルノシン、とアンセリンが全て低い場合は、ヒスチジンサポートを考える価値があります。正常に代謝されるには、ヒスチジンは機能的なメチ

ル化経路を必要とします。アミノ酸メチオニンはNeurological Health Formulaで直接サポート出来ます。メチオニン／葉酸のサイクルの中に存在する他の物質に対する追加サポートは経路の残部をサポートするのに効果があります。

尿素回路／OTC活性低下の指標
- 高濃度のフマル酸エステル
- 範囲中央値／高濃度のオルニチン
- 範囲中央値／高濃度のアルギニン
- 低濃度のアスパラギン酸塩
- 低濃度のリンゴ酸
- 低濃度のシトルリン

　尿素回路／OTC活性の低下は、メチル化回路の機能の低下に原因があります。もし、FIGLU（ホルムイミノグルタミン酸）が高く、メチルマロニックは高く、コハク酸は低く、メチオニンが低ければ、OTCサポートに加えて、メチル化経路サポートが必要な事を表しています。
　OTC検査とMAP検査は、栄養経路で変異を迂回するために、どの程度栄養サポートが作用しているかを監視する有効な、非常に価値のある検査です。

先を見て
　メチル化回路の安定化を通して、解毒は既に始まっています。健康を回復し、バランスを維持し、機能を助けるのに十分な程度に解毒は進んでいるかもしれません。このプロセスが続く様にしましょう。しかし、解毒を続けるには、第7章で、ステップⅡ第2部に進む必要があります。

第7章 ステップ2 解毒
パート2 メタルプログラムの導入

　ステップ2のパート1で、ニュートリジェノミックス検査で明らかにされた一塩基変異多型（SNP）を回避する為の補充を行うことでメチル基機能を回復する手法を取り上げました。

　メチル化の経路が徐々に回復するにつれて、自閉症の子供の親は、行動、機能、話し方、消化、睡眠、気分、又他の指標に改善が見られると報告しています。更に、このプログラムでは、バイオメディカル検査により金属の排泄が証明され、便検査（CSA）で確認されている様に、私の臨床経験では細菌感染の身体負荷が減ります。

　しかしながら、メチル基を使用する事により完全に回復する人がいる一方、他では完全に回復するには解毒作用のステップアップが必要な方もおります。その様なケースの場合メタルプログラムを行う事が必要かもしれません。この章でこの問題を取り上げます。

　ステップ2のパート1で行った様に遺伝子の変異を回避するには、既に改善と健康が基本になります。この章でより詳細に取り上げる感染症という問題について最初に理解しなければなりません。細菌感染とウイルス感染は相乗的に作用し、金属の残留を助長するものだという事です。この相互作用はより深刻な環境毒素の負荷をもたらし、人々の身体に金属がより多く蓄積される事になります。多くの事例で、自閉症の子供の親族を含む健康な人の遺伝子を見てきました。私達の多くが、自閉症児と同じ遺伝子を持っていても発症していません。これは感染症の負荷が遺伝子と結合して重篤な疾病を引き起こしているのです。

メタルプログラムを導入するには

　「メタルプログラム」を実施するには幾つか考慮すべき点があります。何時でも検査を受ける事は出来るのですが、コストの問題と解毒による反応を和らげるために、

私は、ニュートリジェノミックスによりメチル化の個別サプリメントのサポートを行って、十分にバランスさせ、さらに第6章で取り上げたバイオメディカル検査を行う迄待った方が良いとアドバイスしています。また、解毒療法を強化する前に、体の良いバランスを保つためには、ミトコンドリアとクレブス回路（クエン酸回路）を行う様お勧めします。この時点で、もし金属排泄が頭打ちになるか、お望みの様な健康回復が出来なかった場合には、既に実行しているパートⅠのフェーズⅠとフェーズⅡの大部分を継続しながら、「メタルプログラム」を加えます。

理論的には、「メタルプログラム」は何時でも導入する事が出来ますし、医師によっては、ステップ2のパートⅠのメチル化サポートに重ねて一緒に行う事を勧めています。これは金属排泄を加速させるでしょうが、解毒の作用を逆行させる事にも繋がります。その様な訳で、私はステップⅠのパートⅠのコースが済むまでお待ちくださいとお勧めします。メタルプログラムを始める前に、金属による身体負荷を下げ、余計な時間を掛けず、解毒の副作用と余計な経費が掛からないようにするのが良いと思います。しかし、これはあなたやあなたの医師がお決めになる問題です。

「メタルプログラム」と一緒に解毒療法を強化する必要があるか否かを理解するために、見直してみましょう。詳細を見直すには、第3章をもう一度読み返して下さい。その中でこの解毒療法の基礎に付いて詳細に説明しています。

● 金属と微生物

既にお分かりの様に、体内の悪い微生物の増加と、体内の水銀、アルミニウム、ニッケル、タリウム、その他の金属の値の上昇には相関関係があります。ウイルスと細菌は、簡単に体外に排泄されたり、みつけられたり、計測されたり出来ない様な場所に金属を隠してしまう事が出来ます。その結果、多くのご両親や医師は、これらの金属の存在を検知出来ない検査の結果に惑わされてしまいます。水銀がないことを示す検査結果を何度も見ています。しかし、慢性のウイルスに対処する総合的療法を行った結果、水銀の排泄が始まり、検査結果に表れました。プログラムのこの段階でメタルRNA（Metals RNA）を使用すると、しばしば尿中有害金属（UTM）検査では尿中に金属が多く排泄されるのを目にします。排泄されると、機能の回復が見られます。排泄された金属の濃度を示す検査例をみるには、私のパワーポイントとDVDによるプレゼンテーションをお勧めします。

多くの子供達、特に年齢の高いまたは高いウイルス負荷や高い金属負荷を示す子供達のためには、最初にウイルスの負荷を下げることから始めなくてはなりません。

第7章　ステップ2　解毒　パート2　メタルプログラムの導入

アルミニウムを排泄させるには、細菌の負荷を処理しなければなりません。ウイルスが重金属を抱合している一方、細菌はアルミニウムにしがみつく傾向があるという事を思い出して下さい。アルミニウムの排泄が決定的な要素であり水銀の排泄がそれに続き、長くかかって、子供は回復に向かっていくというケースを何度も見ています。その様な訳で、このプログラムの一部で使われるメタルRNA（Metals RNA）は、特定の細菌、ウイルスとそれ等が抱合している金属を処理します。

自閉症や神経性疾患を扱う医師は、当然のことながら、水銀、鉛、アルミニウムの害を強調してきました。しかし、他の金属の毒性レベルも危険なことがあるのです。例えば、カドミウムは鉛の毒性レベルを高める作用があります。子供達が過度に高い濃度のウラニウムと錫を排泄している例も知っています。我々は、低い濃度の水銀と関連させることによってのみ、これらの金属レベルの蓄積効果を推測することができます。したがって、体内金属負荷全体に取り組む必要があります。

ご存じの様に、身体からの金属排泄を促進するために、医師によって異なる薬材や製品を使用することがあります。一方、私はこれらの方法のどれに付いても善し悪しを言いませんが、このプログラムをお受けになるに付いては、Metals RNA及び私がお勧めする製品と療法を使用し、これら以外の製品は使用されない事をお勧めします。

メタルプログラムの準備

「メタルプログラム」による解毒の段階に入るまでに、あなたは既にステップ1のサポートを終了、ステップ2のメチル化の最初の部分、及び、MAP（有機酸検査）、UAA（尿経路アミノ酸検査）、UTM／UTEE、CSAと消化器系検査などの検査を行っている事と思います。もし実施前ならば、あるいは、あなたの医師と相談した上で「メタルプログラム」に直接入ろうとするのであれば、次の検査をベースラインとしてされる事をお勧めします。すなわちMAP、UAA、UTM／UTEE、CSA消化器系検査です。ステップ1とステップ2で推薦した検査をせずに強引に先に進むことは勧められません。しかし、非常に急いでこの方法を進めたいと考える患者さんに対しては、解毒の療法を良く知る医師のアドバイスに基づいて行われる事をお勧めします。

あなたは既にステップ1とステップ2のサポートをもう既に続けているのだという

事を思い出して下さい。

　金属の排泄によりミネラルも同時に身体から排泄されるので必須ミネラルを適正なレベルに維持する必要があります。先ず前章で学んだミネラルのサポートを再読して下さい。

　その次に、腸のサポートをしっかり行い免疫機能を助け、排泄経路を通じて好ましくない腸内細菌や微生物が確実に除去されるようにして下さい。腸は慢性細菌感染症の貯蔵庫になりかねません。以下のものを含有するハーブとハーブの混合薬は役に立ちます。インドセンダン、没薬、ゴールデンシール、クランベリー、ヒイラギナンテン、バーバリー、とウワウルシ等。

　一か月間１日に３回、1/2カプセルずつ服用します。クランベリー は大腸菌に良く効きますし、インドセンダンは細菌と寄生虫に良く効きます。もう一度言いますが、BH4濃度の低下は、高いアルミニウム値と遺伝子の変異（MTHFr A1298C＋ともしくは CBS C699T＋）に影響され、より深刻な寄生虫感染症に至る悪循環の原因となる可能性があります。

　もし、CSA便検査により、望ましくない菌が使用する天然ハーブに抵抗性を持つことが明らかになったら、カプリル酸またはオレガマックスといくつかのハーブを置き換えて下さい。１つのハーブを使用するよりは７種類とか幾つかブレンドされたハーブを使う方が抵抗性を持ちにくくなる効果があります。私は最近、細菌に関係する問題を解決するために、特定のRNAを加える様にしています。体内の細菌に取り組む完全なプログラムの一環として、便検査の結果に基づき、ECX（E.コリ大腸菌へのサポートRNA）, PCX（プスドモナス菌へのサポートRNA）, KLX（クレブシエラ菌へのサポートRNA）, STRX（連鎖球菌へのサポートRNA）, STAX（スタフロコカス菌へのサポートRNA）, SALX（サルモネラ菌へのサポートRNA）, CLX（クロストリジア菌へのサポートRNA）などのRNAを試みるのも良いでしょう。

　最初の章で、私は膵臓のサポートにCCK（コレストキニン）を使用する事に付いて述べました。慢性細菌の負荷への取り組みに役立つと思われます。適正な用量は、一部は体内細菌の負荷によりますが、膵臓のサポートのみに使用される1/4錠より高いです。どの程度のサポートが適正かを確かめるために、１日1/4錠のCCKと スポイト1/8滴 のCCK RNA（CCKコレシストキニンへのサポートRNA）から初めて、ゆっ

第7章　ステップ2　解毒　パート2　メタルプログラムの導入

くりと用量を増やしてみて下さい。その結果、必要な最大で適正な用量を確かめる事が出来るでしょう。

内臓器官などのサポートとして更に多くの推奨サプリメントが第5章に記載されています。

更に、特定の抗ウイルスと抗細菌のサプリメントを下記にあげますので、細菌の駆除を進めるためにメタルRNA（Metals RNA）と共に使用下さい。

解毒を促進するサプリメント

ウイルスの駆除
メタルⅠRNA／メタルⅡRNA／メタルⅢRNA／メタルⅣRNA

細菌を駆除しアルミニウムと鉛へのサポート
CSA便と治療方法を参照のこと
　アデノシルB12
リンゴ酸
　Microbial ECX RNA（Eコリ大腸菌へのサポートRNA）、必要な場合
ホールステール・グラス
　Microbial PSX RNA（プスドマナス菌へのサポートRNA）、必要な場合
CCK
　Microbial KLX RNA（クレブシエラ菌へのサポートRNA）、必要な場合
ガーリック
　Microbial STRX RNA（連鎖球菌へのサポートRNA）、必要な場合
EDTAキレーター
　Microbial STAX RNA（スタフロコカス菌へのサポートRNA）、必要な場合
　Microbial CLX RNA（クロストリジア菌へのサポートRNA）、必要な場合
　Microbial SALX RNA（サルモネラ菌へのサポートRNA）、必要な場合

註：もしサプリメントが一つのカテゴリー以外にもリストされている場合は、そのサプリメントの一つの処方のみを使用して下さい。

●RNAフォーミュラ

　金属を解毒するには色々な方法がありますが、このプログラムでは天然ハーブと、サプリメント及び、身体からの微生物の排除を助けるために考案されたRNAフォーミュラ（微生物との共生関係で身体の細胞内に隠れている金属をも排除します）の混合をお勧めします。このようなサポートなしで解毒する事も出来るのですが、もしこのステージに到達し、解毒をもっと進めたいならば、RNAメタル（RNA Metals）の使用をお勧めします。

　プログラムの最初の段階で既に他のRNAフォーミュラを利用した方がいると思いますが、この段階では多くのRNAフォーミュラを用いるようになるので、RNAフォーミュラ全般に付いて少し解説させて頂きます。私の著書、"RNAのパワー"（The Power of RNA）に詳細な説明があります。RNAはヌクレオチドであり、DNAと同様の塩基で出来ており、身体にDNAの使い方を教えるものです。遺伝子と生化学の分子に関する私の研究の多くの部分は、RNA研究と開発の分野であったので、この知識を利用し発展させ、これらの製品を製剤しました。

　製剤の方法は特許で守られている情報なのですが、言える事は、身体に良い効果をもたらすためにRNAを変化させない様なフォーマットを考案した事です。RNAは簡単に壊れてしまうので、これは重要なことです。メチル化サイクルの一つの機能はDNAとRNAの成分を作る事ですが、ヌクレオチドを加えることで、メチル化サイクルの機能をサポートします。自閉症の子供やメチル化サイクルの変異を持つ人にとっても、これは助けになります。更に、大概の自閉症の子供は（その家族も）ストレスを持っていて、コルチゾール反応を刺激し、その結果、RNAレベルを消耗させます。
　最後に、純粋のヌクレオチド（私は一部の変異を回避するためにヌクレオチドを推薦しています）を摂取することは、約10,000種類のRNA全般に成分を提供することになります。私はこのプログラムで使用される特定の生化学的機能へのRNAフォーミュラを作ることに成功しています。また、臨床経験から、このようなRNA製品は、特定の想定された分野で機能する事が示されました。

第7章　ステップ２　解毒　パート２　メタルプログラムの導入

RNAメタルⅠのプログラムの開始

　メタルⅠ、ⅡとⅢのプログラムは金属の解毒用のものです。もしあなたのお子さんが、MMRワクチンをした事が無ければ、ここを飛ばしてメタルⅣに移っても良いでしょう。メタルⅠ RNAをスポイトで1/3の分量を１日１回から始めて２～３週間、この低用量を続けて下さい。

　始めて２～3週間後に、メタルⅠ RNAの頻度を徐々に上げて、スポイトで1/3 の分量を１日２回を数日間続け、次にスポイトで1/3 の分量を１日３回とし、その後に１日７～８回にします。私は徐々に処方を上げることの重要性を強調してもし過ぎる事はありませんでした。メタルRNA（Metals RNA）の処方と摂取の回数はあなたのお子さんの反応により異なります。何時もと同様、解毒のプログラムを行うときはあなたの医師に御相談下さい。

　メタルⅠ RNAの用量を増やしていくと、金属の排泄が進むに伴い、検査結果でクレアチニンが増加するでしょう。排泄中は尿の色は濃くなり、排泄が終わると綺麗になります。メタルⅠ RNAで１日７～８回の摂取量に達した後は、これを続け、排泄をチェックするためにUTM（尿中有害金属）検査を続けて下さい。数週間後もし検査結果が金属の排泄を検出しなくなったら、スポイトで1/3 分量を１日１回に戻して下さい。

● 解毒をフォローする

　メタルプログラムで解毒の経過を調べるためにUTMでクレアチニンのレベルを定期的に調べなければなりません。

クレアチニン ↑ ⇒ウイルス排泄 ↑ ⇒金属排泄 ↑

　メチル尿素産物やアルキル尿素産物等クレアチニンを分解する事で生じる化合物は、体内に隠れている慢性ウイルスを、一緒に存在する金属と共に、身体から排泄します。しかし、クレアチニンを作るには０、メチル化サイクルという回り道をしなければなりませんが、回り道のもう一つの理由はメチル化サイクルの変異を回避するためでもあります。

人々は、細菌の除去とそれに伴うクレアチニン濃度の変化を引き起こすのはメタルRNA（Metals RNA）なのか、またはサプリメントなのかと不思議に思います。このプログラムを始めて開始した頃、私は、贅沢にも個々のサプリメントまたはRNAを使用して効果を一回に一つずつ見る事が出来ました。しかしプログラムを進めていくにつれて、サプリメントとRNAの組み合わせがより効果的である事に気づき、一度その事が判ると、明瞭なデータを得るために、役に立つかもしれないサプリメントあるいはRNAを除外するのは、もったいない事に気が付きました。そこで、今では最も包括的なプログラムとしてサプリメントとRNAを組み合わせたサポートを行っています。しかし、もしあなたの医師が、クレアチニンの変化をみるために、サプリメントとRNAを分けて"因果関係"を見たいと思うのであれば、一つずつ、メタルRNA（Metals RNA）だけを用いて、さらにUTM検査でクレアチニンの変化と金属の排泄を追いかけても良いでしょう。

　時に、子供は解毒の段階で"お手上げ状態になる"のが観察されます。尿は濃い色のままで、クレアチニンのレベルは高いか低いまま、しかし、検査による尿中金属は確実に減って行きます。これはOKなのです。全ての子供はユニークで、プログラムにより少々反応が違います。とに角、続けて下さい。急がないで下さい。最後に尿が綺麗になり、金属が排泄され始める迄続けて下さい。メタルIで1日に7～8回の用量の場合、平均は2～3週間位ですが、この用量で数カ月続けた例を見た事もあります。これは"全か無か"の問題ではありません。プログラムを進めるに従い機能と健康は徐々に変化します。

　以下の表は基礎的な通常作業を要約したものです。必要なプログラムをあなたに合わせて調整するために、UTM／UTEEの検査を実施し、医師と一緒にプログラムを続ける事をお勧めします。

第7章　ステップ2　解毒　パート2　メタルプログラムの導入

メタルⅠRNAプログラム：基本ステップ

ステップ		処方	期間
1	基本の用量から始める。 (COMT＋＋, 基本用量の1/2)	スポイト1/3 1日1回	2〜3週間
2	解毒のサインを探す。発疹、発熱、気分の変化、下痢、吐き気。症状が厳しければ即座に中止し、専門医と相談する事。		
3	症状を軽くするために他のRNAに変える。炎症へのサポートRNA、ストレスへのサポートRNA、サイトカインの炎症へのサポートRNA、ムードをサポートするRNA。		
4	毎週尿中有害金属検査を行う。尿の色が濃くなりクレチニンのレベルが上がる。		
5	尿の色が淡くなる。RNAの頻度を上げる。	スポイト1/3 1日2回	数日
6	再び徐々にRNAの投与量を上げる。	スポイト1/3 1日3回	数日
7	更に上げる。	スポイト1/3 1日7〜8回	通常は数週間。しかし時により数カ月間
8	金属の排泄が無くなったら元の用量に戻す。	スポイト1/3 1日1回	

※この服用量は非常に安全を考慮した方法の記載となります。専門医と行う場合は、もっと早く増量して治療ができます。

メタルⅠとⅡ RNAプログラムの休息期間に

メタルⅠを十二分に行ったと思われたら、2〜3週間の休止期間を取りお休みします。この間は、メタルⅠの用量を維持します。この休止期間内にも金属の排泄が幾分増え続けている事があります。人によっては大量の排泄があります。フォラプロとビタミンB12、およびメチル化サイクルの変異に対する他のサプリメントを使用し続けて、この期間も金属の排泄を低量ながら刺激し続けます。小休止の後、メタルⅡを続

ける事が出来ます。

　又、金属と細菌が排除され始めるとプログラムを大急ぎで進めたくなっても、解毒では、身体を休める事が必要です。解毒の期間、行動と話し方の後退が見られることがあります。多くの親は、合間の小休止期間に行動と話し方の問題が回復してくると報告しています。このような注意事項を覚えておいて下さい、そして回復が見られ次の準備が出来たと思われたら、メタルⅡRNAプログラムにすすみます。

メタルⅡRNAプログラム

　解毒の次の段階は基本的に最初のメタルⅠの段階と同じ方法で進みます。メタルⅠRNAをスポイト1/3を1日に1回取り続けて行きます。その上でメタルⅡRNAを、まずスポイト1/3を1日に1回から始めます。この低用量を2から3週間続けます。スポイト1/3を1日に1回摂取を2～3週間続けてから、スポイト分量1/3を1日に2回を数日間続け、その後1日に3回、最終的には1日に7～8回迄増やします。メタルⅡRNAの用量を増やして行くと、金属の排泄が増えるにつれて、クレアチニン（尿の色と共に）が増えて行く事に気が付きます。1日7～8回の段階に達し、金属の排泄が無くなったら、1日に1回の用量に戻しこれを継続します。この段階では、メタルⅠとメタルⅡRNAのメンテナンス量を続けます。第1段階の時と同じように解毒のこの第2段階でも尿の検査を続けます。又、この段階で、メタルⅢRNAのプログラムに入る前に、2から3週間の休みを取ります。

第7章　ステップ2　解毒　パート2　メタルプログラムの導入

メタルⅡ RNAプログラム：基本ステップ

ステップ		処方	期間
1	メタルⅠ RNAの処方を続ける。 COMT＋＋を持つ人は、基本用量の1/2。	スポイト1/3 1日1回	終了時まで
2	メタルⅡ RNAを追加。	スポイト1/3 1日1回	2〜3週間
3	メタルⅡのみ用量を増やす	スポイト1/3 1日2回	数日間
4	メタルⅡのみ用量を増やす。	スポイト1/3 1日3回	数日間
5	メタルⅡのみ用量を増やす。 金属の排泄につれて、クレアチニンが増えたか否かに注意する（または尿の色）。	スポイト1/3 1日7〜8回	数日
6	金属の排泄が無くなれば、以前の用量に戻る。	スポイト1/3 1日1回	続行
7	ⅠとⅡの服用を続ける。		続行

※この服用量は非常に安全を考慮した方法の記載となります。専門医と行う場合は、もっと早く増量して治療ができます。

メタルⅢ RNAプログラム

解毒の第3段階は基本的に最初と第2段階と同じ方法で進みます。身体に2から3週間の休みをいれてから、1日1回スポイト1/3の用量でメタルⅠとⅡ RNAを維持します。それからメタルⅢ RNAを追加し、スポイト1/3を1日1回の用量から始めます。この低用量を2から3週間続けます。1日1回スポイト1/3の用量を徐々に1日2回スポイト1/3に増やし数日間続け、次に1日3回とし、やがて1日7〜8回まで増やします。メタルⅢ RNAの用量を増やして行くと、金属の排泄が増えるにつれて、クレアチニン（尿の色と共に）が増えて行く事に気が付きます。メタルⅢ RNAの用量が1日7〜8回の段階に達し数週間経つと、金属の排泄が無い状態になるので、1

日1回スポイト1/3の用量に戻します。この段階では、メタルⅠ、Ⅱ、ⅢRNAの用量はメンテナンス量にします。第1段階、第2段階で行ったのと同様に尿の検査を行います。又、メタルⅣRNAのプログラムに入る前に、2から3週間のお休みを取る方が良いでしょう。

メタルⅢ RNAプログラム：基本ステップ

ステップ	処方		期間
1	メタルⅠRNAとメタルⅡRNAの用量を続ける。(COMT＋＋, 基本用量の1/2)	スポイト1/3 1日1回	終了時まで
2	メタルⅢRNAを追加。	スポイト1/3 1日1回	2〜3週間
3	メタルⅢのみ用量を増やす。	スポイト1/3 1日2回	数日間
4	メタルⅢのみ用量を増やす。	スポイト1/3 1日3回	数日間
5	メタルⅢのみ用量を増やす。金属の排泄につれて、クレアチニンが増えたか否かに注意する（または尿の色）。	スポイト1/3 1日7〜8回	数日
6	金属の排泄が無くなれば、以前の用量に戻る。	スポイト1/3 1日1回	続行
7	Ⅰ、ⅡとⅢのメンテナンス量を続ける。		続行

※この服用量は非常に安全を考慮した方法の記載となります。専門医と行う場合は、もっと早く増量して治療ができます。

メタルⅣ RNAプログラム

メタルⅠ、ⅡとⅢの後で十分な休息を取った後で、メタルⅣに進む時が来ました。この段階では、メタルⅠ、Ⅱ、とⅢの処方を続けています。解毒の次の段階、メタルⅣRNAは、基本的に今までの段階と同じ方法で進んでいきます。1日1回スポイト

第7章　ステップ2　解毒　パート2　メタルプログラムの導入

1/3の用量でメタルⅠ,ⅡとⅢ RNAを維持します。それからメタルⅣ RNAを追加し、スポイト1/3、1日1回の用量から始めます。この低用量を2から3週間続けます。1日1回スポイト1/3を徐々に1日2回スポイト1/3に増やし数日間続け、1日3回とし、1日7～8回まで増やします。メタルⅢ RNAの処方が1日7～8回の段階に達し数週間経つと、金属の排泄が無い状態になるので、1日1回スポイト1/3の状態に戻します。この最後の解毒の段階で、金属はしばしば糞便と尿に含まれて排泄されます。解毒の最後の段階で便による金属排泄検査をします。UTM検査は排泄結果を知るために続けて下さい。便の金属分析は、金属排泄のレベルの上昇を確認できるので、解毒のこの段階では有効です。更にこの段階で皮膚の発疹が出る事があります。

メタルⅣ RNAプログラム：基本ステップ

ステップ		処方	期間
1	メタルⅠ、Ⅱ RNAとメタルⅢ RNAの用量を続ける（COMT＋＋,基本処方の1/2）。	スポイト1/3 1日1回	続行
2	メタルⅣ RNAを追加。	スポイト1/3 1日1回	2～3週間
3	メタルⅣのみ用量を増やす。	スポイト1/3 1日2回	数日間
4	メタルⅣのみ用量を増やす。	スポイト1/3 1日3回	数日間
5	メタルⅣのみ用量を増やす。金属の排泄につれて、クレアチニンが増えたか否かに注意する（または尿の色）。	スポイト1/3 1日7～8回	数日
6	金属の排泄が無くなれば、以前の用量に戻る。皮膚に発疹が出る場合がある。	スポイト1/3 1日1回	続行
7	便による金属排泄検査を追加する。EDTA粉抹の入浴剤など使用してに入浴を行う。炎症へのサポートのRNAを含めること。免疫亢進へのサポートRNAと皮フ塗布用RNAを使用すること。サウナ入浴をすること。		
8	ⅠとⅡの処方を続ける		続行

※この服用量は非常に安全を考慮した方法の記載となります。専門医と行う場合

は、もっと早く増量して治療ができます。

解毒の管理

　メタルRNAを使用する時、解毒のサインを注意深く見て下さい。発疹、微熱、気分の変化、不機嫌、下痢、を含みます。個人により時間的な差はありますが、クレアチニンのレベルがピークに達すると、子供は一番難しい態度を示します。これは全て解毒の一過程です。子供は皆違います。ある子供は高い濃度の金属を排泄する直前にとても難しい態度を示し、金属が排泄され始めると、行動は極度に改善されます（第一のグループ）。他の子供では、排泄がピークに達する期間難しい態度を示し、金属が排泄され終わる迄、態度が良くなりません（第二のグループ）。第三のグループは、高いクレアチニンのレベルを示す時に難しい行動を取るグループです。クレアチニンのレベルが落ちると、金属の排泄とは関係なしに態度が良くなります。

　身体から金属やウイルスを排除するのに犠牲を伴わない事はありません。解毒をゆっくり行うと、影響があまり目立たず、後退も緩慢です。軽症の子供の場合には、解毒をゆっくりと行う事を勧めます。そうすれば高機能自閉症児が気持ちをくじかせられるような後退を経験することはないのです。もし解毒の症状がひどくなったら、メタルRNAの摂取をやめて、症状が収まるのを待ちます。どの段階でも治療を中止し、もう一度始める事が出来ます。用量は少ない量から初めて、徐々に量を増やして行きます。どうかあなたの医師と相談しながら進めて下さい。

　他のRNA製剤には解毒に伴う不具合な症状を和らげるものがあります。General Inflammatory Pathway Support RNA（炎症経路へのサポートRNA）、Stress Foundation RNA、Cytokine Inflammatory Pathway Support RNA、Nerve Calm Inflammatory Pathway Support RNAまたは、Comfort Support RNAの用量を増やして行くのは結構です。又、解毒の際に時には生じる気分のムラに、Mood RNAを1種類または複数摂取するのも良い方法です。プログラムのこの段階でご質問があれば、www.holistichealth.com のチャット・ルームをお尋ね下さい。再度申し上げますが、この療法を行う際には医師に御相談下さい。

　免疫亢進を解消するためのRNA（Hyper-Immune）とTopical Skin RNAも検討されます。

第7章 ステップ2 解毒 パート2 メタルプログラムの導入

症状のサポート

　解毒の段階が更に進んだら入浴は実に良い手法です。　入浴にはEDTAの入浴剤を入れ、かゆみを止めるリンゴ酸、オートミールやアビーノをお湯に入れる事が可能です。General Inflammatory Pathway Support RNA（炎症経路へのサポートRNA）とHyper-Immune RNAはこの段階で局所的に使用すると有効です。　局所に使用するためには、Topical Skin RNAとか次の成分のいずれかを含む局所用クリームの使用を試す事も出来ます。　グルタチオン（硫黄を提供するので、CBS＋／＋には適しません）、マロニエ、アロエ、MSM（メチルと硫黄の両方の供与体ですから、CBSとCOMTの状態により使用して下さい）。

　慢性ウイルス感染症の除去にビタミンAを使用する事に付いては意見が分かれるところです。ウイルス感染から回復する為の集中型アプローチとして、ある医師は隔日で2週間100,000 IUのビタミンAを処方します。さらに、他の方法では、解毒プログラムのメタルⅣと一緒にバルトレックスの様な、処方薬の抗ウイルス剤を使用します。更に、バルトレックスをデパケイン（バルプロ酸）と一緒に使う事を考えるのも意味があります。バルプロ酸は発作の治療にも使われる薬です。バルプロ酸は麻疹ウイルス感染症を悪化させるという報告があります。その後の研究で、バルトレックスをデパケイン（バルプロ酸）と一緒に使用すると効果があると判りました。

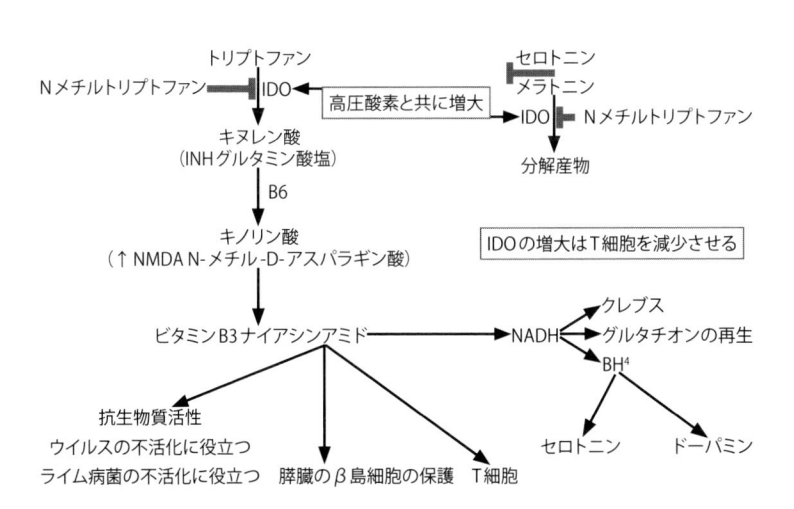

動物実験では、ビタミンB2（リボフラビン）は身体から細菌を除去するのを加速させ、細菌敗血症の死亡率を下げる事が判って来ています。更に、リボフラビンは炎症メディエーターを抑制する効果があると報告されています。他のビタミンBであるビタミンB3は慢性細菌感染患者では欠乏します。ナイアシンアミドは、細菌感染の場合に見られるトリプトファンの分解を阻止する効果があるので、その摂取（1日1/2）は効果があると思われます。キヌレン酸はトリプトファンの分解経路の一部です。身体はこの目的のためにトリプトファンを分解しますので、セロトニンを消耗させます。セロトニンの欠乏と連鎖球菌とが一緒になると、固執的、強迫性障害（OCD）行動および他の症状が表れます。

　トリプトファン経路の究極の製品がナイアシンアミドです。このビタミンBは抗微生物効果があると報告されています。多分、身体がトリプトファンをナイアシンアミドへ分解して感染に対処させるのでしょう。先に述べました様に、慢性細菌感染はトリプトファンの分解に影響を与えます。この事が、慢性細菌疾患やCBS（シスタチオン・ベータ合成酵素）の上方制御を持つ人がP5Pの摂取を制限しなければならない理由なのです。高用量のB6またはP5Pが、何時でも効果があるとは限らず、過剰な刺激の原因、あるいは強迫性障害（OCD）タイプの行動の原因となります。キヌレン酸は鎮静化させる神経伝達物質である一方、キヌレン酸はB6またはP5Pによってキノリン酸に転換されますが、このキノリン酸は、神経系統を悪化させる可能性のある興奮毒素です。キノリン酸のレベルが増えますと、アルツハイマー病および神経に障害を与える興奮毒素に関係してきます。キノリン酸の大幅な上昇はボレリア感染症（ライム病）患者に見られ、ライム病に関連する神経系障害と認知障害の原因になると言われています。

ビッグなクリーニング

　再度申し上げますが、解毒療法の最中、症状を見守るのは当然ですが行動上や身体の状態に問題の兆候がある場合には直ちにプログラムを中止下さい。そうすれば、数日で症状は消えます。その後で又プログラムを始めて下さい。

　一部の患者の両親は、最後の"ビッグクリーニング"という事で解毒療法をいくつ

第7章　ステップ2　解毒　パート2　メタルプログラムの導入

か組み合わせて行います。メタルⅠ、メタルⅣ、とMicrobial Support RNA、及びバルトレックス（Valtrex）の組み合わせがそれです。メタルⅠ、Ⅳと微生物サポートを上に述べた方法で時間をかけて行います。この組み合わせは、各メタルRNAを一つずつ行った後に組み合わせで行う事を忘れないで下さい。

再度申し上げますが、解毒療法は金属の解毒に精通した医師と相談しながら行って下さい。

目視による検査

効果が上がって行く状態を見るのは楽しい事ですが、毎週尿検査をするのはお金がかかります。もし予算に制限があるなら、尿を目視で確認して下さい、そして色が濃くなり又薄くなるのを確認して下さい。金属の排泄を確認するために綺麗なったサンプルを送って下さい。これは安上がりではありますが、クレアチニンとウイルスの排出は検出できませんし、又ある種の金属が見過ごされる可能性があるのを忘れないで下さい。多くの親がクレアチニンの検査紙を利用します。検査紙はクレアチニンの数量的な結果を表示しているのではなく、増えているか減りつつあるのか、その傾向を示しているだけですから、2週間毎のまたは3週間毎の尿検査結果と合わせて使用して下さい。クレアチニン検査紙にだけ依存するのが良くないもう一つの理由は、水銀や鉛と違い、アルミニウムの排泄はクレアチニンのレベルとは無関係です。クレアチニンのレベルが下がらなくても、尿のランダム検査は定期的に提出して下さい。更に、有害金属と同時に尿中必須ミネラル（UTEE）検査も重要です。前に指摘した様に、有害金属と一緒に必須ミネラルも排泄されますから、ミネラルの消耗が問題なのです。このような理由からも、クレアチニン数値とは関係なく時折ランダムな尿検査をするべきですし、その折に必須ミネラルの数値も確認して下さい。もし再々尿中有害金属検査が出来ないならば、定期的な毛髪テストも排泄の経過を知る上で有益です。

金属とミネラルの排泄の動態

多くの実例を見るに付けて、尿中の金属の排泄に関して興味のある反応を観察しました。ニッケルの排泄は水銀より早く、カドミウムの排泄は鉛より早いという事です。

ニッケル→水銀　カドミウム→鉛

又、リチウムとヨウ素の濃度は水銀の排泄に伴って低下します。同様に、カルシウム、ストロンチウムとボロンの濃度は、鉛が排泄されると低下します。

水銀排泄 ↑　⇒リチウム ↓　ヨウ素 ↓
鉛の排泄 ↑　⇒カルシウム ↓　ストロンチウム ↓　ボロン ↓

その様な訳で、ニッケルの排泄は水銀の排泄が起こる事を予測させ、リチウムとヨウ素のレベルに注意する事を思い出させてくれます。同様に、カドミウムの排泄は、鉛が排泄される事を予期させますし、カルシウム、ボロンとストロンチウムのレベルに注意して観察すべきである事を暗示してくれます。

検査結果をグラフにして見る

解毒療法を始めると、尿が濃い色になる事に気が付くでしょう。これを尿中有害金属検査で毎週検査します。検査する曜日と時間を決めてそれを守って下さい（例えば、火曜日、午後5時とか）。尿検査のクレアチニン値は尿の色が濃くなるにつれて上がります。クレアチニン値を知ると良いもう一つの理由は、クレアチニンが高い時に、行動、話し方、攻撃性に著しい変化が表れますが、表れた時に、あなたはそれが何故なのか知りたいと思うでしょう。

メタルプログラムを進める時には、グラフを付けたいと思う各金属の排泄について、毎回検査結果が出る度にグラフを付けて下さい。一定の期間、週を重ねるごとに結果を付けるに従い、"山の形をしたカーブ"と我々が呼んでいるカーブを目の当たりにすることでしょう（下図をご覧ください）。このカーブは、金属の排泄の上昇、継続、下降を示します。この傾向を追いかけると、異なる金属が時間の経過とともに順番に放出されることが解り、解毒が成功しつつある事を確信できるでしょう。通常、解毒が起こった後に、やがて行動、話し方、アイコンタクト等が改善してきます。カーブが見られるようになれば、「メタルプログラム」の特定の段階を終了したという指標ですので、一度中休みをしてから次の段階に進むとよいでしょう。カーブの上り坂にいる場合は、解毒の上り坂にいる訳で、解毒を小休止する事は勧められません。特に上り坂の限界に近い段階にあれば、もっと厳しく解毒を進めたいと思います。

第7章 ステップ2 解毒 パート2 メタルプログラムの導入

　図がカーブを描くようになるには、長い時間が必要だという事をご記憶下さい。
　もしあなたが行った検査結果の一部が役に立たないと判っても気にしないで下さい。あなたが、負荷検査（解毒剤を与えて金属の排泄を促す検査）ではなく、ランダムの尿検査を行っている場合は、子供がその日既に5回も排尿した後だった可能性があります。その結果、不運にも排泄された金属を尿に見つけられないかもしれませんし。1日、または1週間集めた全ての尿を検査する、その様な面倒な事を避けるために、このプログラムでは、殆どの親は、ランダム検査を行い、時には無駄になることも考慮の中にいれています。

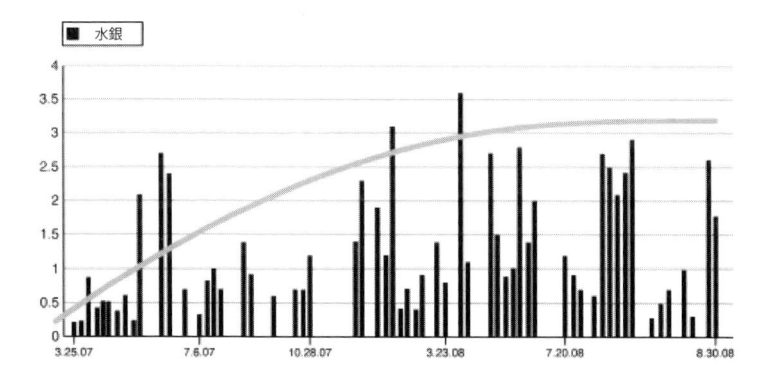

　メタルRNA（Metals RNA）を1ヶ月間続ける人達もいれば、6ヶ月から8ヶ月続ける人達もいます。データをグラフに付ける事により、今あなたがどの段階にいるのかが明確に分かれます。

アンモニアとクレアチニン

　CBS上方制御を持つ多くの子供の場合、クレアチニンのレベルを上げる事が難しいのは、慢性ウイルス感染という大きい問題があるからです。一旦身体がサポートを受ければ、アンモニアは小さい問題に成り、多分クレアチニンが増える事になるでしょう。アンモニアは尿検査のpH検査紙に表れるpHの要因です。尿検査の代りにpH検査紙を使えばお金の倹約になりますが、尿中排泄に関する包括的な情報が、尿検査から得ることができます。もしアンモニア値が高ければ、同じ経路の成分を共有するので、クレアチニン値は低くなりがちです。一般的には一度アンモニアのレベルが下がると、クレアチニン値は上昇します。これは重要なベンチマークです。それ故にアンモニアの数値を注意して見ることをお勧めするのです。

他のテスト

「メタルプログラム」を導入するか否かの決断を、負荷検査（キレート剤を使用して検査）の陰性結果に頼ってはいけません。あなたのお子さんに厳しい退行があり、ウイルスの値が高い場合には、検査結果に出なくても子供は金属の負荷が高くなっている可能性が有ります。

　また、ポルフィリン検査に頼らない方がよいでしょう。鉛と不十分な量のビタミンB12と（ヴァダービルト医科大学の文献によると）クラミディア細菌の慢性感染症がポルフィリン検査の低い数値をもたらす可能性があるからです。ポルフィリン検査では身体には何ら金属負荷の無いという結果が出たにも拘わらず、私たちが適正なサポートを行うと、驚くべき量の金属が排泄される事があります。

　一方、子供が基本的に回復しているにも関わらず、ポルフェリン検査が異常な場合は、ウイルスと金属を除去する療法を続ける必要があることを示す有益な情報です。これが退行の原因ではないとしても、これらの金属は、後に他の症状での問題を引き起こします。このようなデータを持っているかどうかによって、我々がこれからどう前進していくのか、そのやり方に差が出てきます。

その他の要因

連鎖球菌に対処する

　何が金属の貯留に至る慢性の細菌性疾患を引き起こすのかという質問を良く受けます。時には、母親が連鎖球菌を持っていると、出産の際に子供に感染します。腸のpHが低いと日和見主義的な微生物が繁殖する環境を作りますし、そこでは正常な腸内細菌叢は良く育ちません。人が細菌感染症に対処するためには抗生剤が必要です。しかし慢性的に抗生剤を使用すると腸内細菌叢の働きを低下させ、最後にはクロストリジウム菌（ボツリヌス菌）の成長を助長してしまいます。慢性クロストジウム菌は言語障害を招き、正常な腸内細菌叢、適正な胃酸と胆汁を危うくする悪循環を作ります。

　遺伝的特性と血液型も誘発因子です。メチル化変異の結果として、B細胞反応に比べT細胞反応が減少するので、DNAの修復サイクルを弱体化させ、自己免疫反応と慢性感染症の可能性が増えます。同じ受容体が連鎖球菌、麻疹、ヘルペスに使用され、連鎖球菌の存在がウイルスの蔓延を促進するので、細菌とウイルスの感染は同時に起こります。慢性の連鎖球菌はセロトニンのレベルに影響を与え、ミエリン形成を減少させます。強迫性障害（OCD）の症状があるならば、その原因は腸の慢性細菌感染の可能性があります。

　連鎖球菌は炎症マーカーTNFアルファのレベルを上昇させ、様々な疾病の要因となります。例えば、PANDAs, 興奮性機能亢進stims, 強迫性障害（OCD）、トウレット・シンドローム、固執性の発語、と腸管壁漏（leaky gut）等です。

　キシリトール鼻腔用スプレーは鼻腔内連鎖球菌の除去に効果がありますし、耳炎に効果があります。副鼻腔から腸の中に連鎖球菌が流れ込むのを抑える事により、腸管壁漏に効果があると言われています。バイオティーンのガムや歯磨き粉およびうがい薬にはキシリトールが使われています。料理には甘味料として同様に使用されます。

感染と甲状腺

　細菌感染と甲状腺に及ぼす影響を調べる為の定期的な甲状腺検査とCSA便検査は、慢性細菌感染症、副鼻腔感染症、歯の疾患、耳の既往歴等を持つ人にはお勧めです。連鎖球菌感染は過酸化物を増やし、BH4合成からそれてBH4を消耗させる様になります。更に、甲状腺ホルモンは、過酸化物の解毒に用いられるものと同じ体のメカニズムが必要なので、高いレベルの過酸化物が甲状腺機能に影響を与えます。ですから、甲状腺が正しく機能していることを調べる事は重要であり、必要な場合は甲状腺をサポートする事が大切です。

　アミノ酸チロシンは甲状腺ホルモンとドーパミン合成両方の前駆物質です。慢性細菌感染症の間に活性化された酵素はチロシンを消耗します。このために甲状腺機能低下と慢性副鼻腔感染症との間には相関関係があるのです。ヨウ素も又甲状腺機能に影響するので、必須ミネラル検査ではヨウ素とリチウムの数値を調べる様にお勧めすするのです。もし数値が低ければサプリメントで調整できます。オプションの一つはイオドラルというヨウ素を含む製品です。これは甲状腺をサポートし、水銀の排泄に効果があります。イオドラルをサプリメントしてお使いになるのならば、リチウムの数値にご注意ください。

　甲状腺／チロシン用サプリメント（Metabolic Advantage）が効果的です。ハーブのググル（アーユ・ググル脂肪）が二つの甲状腺ホルモンT3とT4をバランスさせる効果があります。4週間に及ぶ食事療法の後、甲状腺ホルモンのレベルが正常値に戻ったか否かを確認する甲状腺追跡検査を行います。必須ミネラル検査またはヨウ素検査は健康なヨウ素レベルを達成できたかを確認します。甲状腺ホルモンのヨウ素化サイクルはグルコース6リン酸脱水素酵素（G6PDH）レベルと密接な関係があり、それは又硫黄群の影響も受けます。甲状腺を調整する事により、慢性細菌／副鼻腔感染症を治療する効果があります。

アルミニウムについての助言

　前章で申し上げましたが、アルミニウムはBH4の生成を阻害しますので、セロトニンとドーパミン（MTHFr A1298C突然変異が有る無しに拘わらず）のレベルに影響します。リンゴ酸、EDTAとトクサ（ツクシ）は身体からアルミニウムを排除するのに効果があります。更に慢性細菌感染にも取り組むので、アルミニウム排泄に効果があ

第7章　ステップ2　解毒　パート2　メタルプログラムの導入

ります。

　その上、アルミニウムがあると特定の自己抗体を通じて免疫システムを慢性的に刺激する事に繋がります。長期的なアルミニウム蓄積の結果、自分で免疫システムを破壊する事になります。更に難しいのは、殆どのワクチンは免疫システムを刺激する"補助剤"としてアルミニウムを含んでいるので、ワクチンの他の成分に反応するのです。しかし、もし慢性細菌感染（またはその原因）によって、身体がアルミニウムを排除できないとアルミニウムは体内に閉じ込められてしまうので、そこで免疫システムを過度に刺激する事になります。

成人に対するアルミニウムに注意

　問題がある事を知らないで、多くの十代の若者と成人は消臭剤、制汗剤を使用しますが、高いレベルのアルミニウムを含んでいます。もし慢性細菌感染があるならば、身体はアルミニウムを貯留します。アルニウムと慢性細菌感染、MTHFr A1289C突然変異はアルツハイマー病にかかり易くなります。
　アルミニウムはクレブス回路とメチル化と相互作用の接点を阻害し、ミトコンドリアのエネルギー生産に必要なクレブス回路の活動を損ないます。従って、神経をミエリン化するステップⅢに進むためにはアルミニウムを除去しなければなりません。

解毒について

　解毒はジェットコースターに乗る様なものです。言葉や行動が改善したり、攻撃的になったり退行気味になったり、その繰り返しが起こります。時間を掛けて下さい。そしてご自分またはお子さんの状態に合わせて下さい。あなたの医師と協力しながら対処して下さい。これはマラソンなのです。決して短距離競走ではありません。もし速度を緩めたいと思う時は、さらにスローダウンして下さい。

　解毒を急いで行う理由はありません。人は皆、違うのです。遺伝的特性や微生物の負荷や有害金属の負荷などです。このプログラムの素晴らしい処は個々の子供に合わせて特別仕立てが出来る事です。このプラグラムの柔軟な処を存分に利用してご自分の状態に合う様にして下さい。

第8章 ステップ3
神経の再生と修復

　このプログラムの最終章の最大の焦点は、神経の再ミエリン化をサポートし、右脳と左脳のコミュニケーションを促進させるサプリメントのプログラムを始める事です。自閉症と他の神経炎症に見られる多くの症状は、ウイルス、金属、そしてその他の原因によって生じる神経の脱髄が原因ですから、大変重要な問題です。殆どの人がこの章に入る事を待ち望んでいますし、私はあなたが此処まで来られたことを心から祝したいと思います。大変な作業と長い時間が必要だったことでしょう。

　しかしながら、未だ勉強は終わっていません。この章は、時間と集中、そして取組みが要求されます。再ミエリン化の過程は9ヶ月を要しますし、それはこのステップのほんの最初の部分です。一度神経が再ミエリン化されると、不要なものを刈り込む作業の準備が必要で、それは神経の機能を正常化するためには大変重要です。このプロセスは時間もかかりますし（COMT＋／＋の子供の場合は例外です）、また、刈り込み作業が非常に早く作用する人の場合は"メチル化が過剰な人"と表現されます。

　メチル化は神経のミエリン化と神経を刈り込む両方の能力に直接関係します。ミエリンは神経細胞の配線を被覆している鞘で、電気インパルスを防護し素早い伝送を可能にします。適正なメチル化なしには神経は最初からミエリン化出来ませんし、ウイルス感染や重金属の毒性から再ミエリン化する事も出来ません。不適切なメチル化は再ミエリン化を損ないますし、それに続く刈り込み作業も出来ません。何故刈り込み作業が必要なのでしょうか？　刈り込み作業は必要以上の神経の配線と、不必要な神経の接続を防ぎ、正常な伝達を可能にするシナプシスの分布密度を低減します。適正なかり込み作業なしでは、脳細胞の接続は密度が大きくなり過ぎて、混乱を起こし、信号伝達の不良と誤った信号を送る原因になります。

第8章　ステップ3　神経の再生と修復

ステップ3の開始

　ウイルスや金属の解毒を行った後であっても、私が本書で先に申し上げた様に、まだ理解すべき多くの基本的な事柄がありますし、今後もそれは続きます。目標は、炎症や機能不全を引き起こす毒素と微生物の負荷が再度増加する様な事がない様に、十分に、また長期間持続するサプリメント摂取を維持する事です。誰もそんな事が起こって欲しくありません！　ですからステップ3、神経の成長と再ミエリン化、のこの章でお勧めするサプリメントを省略しようなどという誘惑にかられる事があっても、あなたが前に苦しんだ事を思い出して下さい。グルタミン酸、ウイルス、金属毒素が再度蓄積される様な危険を冒すよりも、毎日必要なサプリメントを正しく取り続ける方がずっと簡単です。

神経の成長と再ミエリン化をサポートする推薦療法

(1)総合ビタミン／内臓器官のサポート

HHI総合ビタミン	神経を落ち着かせるフォーミュラ RNA Nerve Calm Inflammatory RNA
液状微量ミネラル	炎症経路へのサポート RNA General Inflammatory Pathway Support RNA
オーラリブ（肝臓サポート用）	ストレスへのサポート RNA Stress Foundation RNA
オーラパンクリア（膵臓サポート用）	神経をミエリン化するための RNA Nerve Coat RNA
オーラトリプレックス（Ora-Triplex）	サイトカインバランスへのサポート RNA Cytokine Inflammatory Path RNA
免疫フォルテ	腸管炎症へのサポート RNA Bowel Inflammatory RNA
たらの肝油	胃のpHバランスをサポートする RNA Stomach pH Balancing RNA
亜鉛	塩化カリウム

(2) 脳に栄養を運ぶサポート（サプリメントと一緒に摂取）
ビタミンC

(3) メチル化をサポートする（ミエリンを増やす）
クルクミン
SAMe
ビタミンB12：メチルコバラミン／シアノコバラミン／ヒドロシキコバラミンのバランス。
Intrinsic B12／葉酸
葉酸5メチル
フォリン酸
ヌクレオチド
DMG
ビタミンB複合体
セレン：総合ビタミン含有量も含めて、1日に最高100〜200mcg迄。
アミノケアアミノ酸
MSM（CBSの状態による）

(4) エリン化をサポートする／細胞膜の流動性をサポートする
DHA：1日100〜600mg。
NOS＋を持つ人は、隔日にフォスファチジルセリンPS／PE／PS複合体を服用すること。
神経をミエリンするためのRNA：Nerve Coat RNA。1日にスポイド半分を2回、または必要に応じて。
EFA　必須脂肪酸
ポリコサノール
コンドロイチン硫酸：CBS＋を持つ人には制限、または省略。
グルコサミン硫酸：CBS＋を持つ人には制限、または省略。
スフィンゴリン：Sphingolin。
スピルリナ：Spirulina。

(5) マクロファージによる
ミエリン破壊の引き金となる活性酸素を除去するサプリメント
コエンザイムQ10

アルファリポイック酸：CBS＋を持つ人には制限、または省略。
イデベノン：Idebenon。
ビタミンE＋総合トコフェロール
ケルセチン：CBS＋を持つ人には制限、または省略。

⑹ マクロファージによるミエリン破壊を制限する
── フェノール過敏性の可能性あり ──
フラボノイド／ルテイン／ビルベリー　／ケルセチン／ピクノジェノル／グレープシードエキス／ニワトコの実／クランベリー／緑茶またはL-テアニン

⑺ 新しい神経の成長をサポートする／神経をサポートする
アシュワガンダ
SAMe
ビタミンB12
ミルク・ティッスル：オオアザミ。
ビタミンB複合体
初乳　コロストラム
HGH：ヒト成長ホルモン。
タウリン
オーラプラセンタ：胎盤。
イチョウ
カルノシン
ローズマリー
DHEA：ホルモン検査で監視し、レベルが低ければサプリメントを取る。
合成ビタミンB1 ベンフォチアミン：benfotiamine。
鮫肝油：ネルボン酸。
ビタミンK：体内カルシウムの量によっては、ビタミンD／K／カルシウム／マグネシウムの複合体。
ビタミンD：体内カルシウムの量によっては、ビタミンD／K／カルシウム／マグネシウムの複合体。
マグネシウム：体内カルシウムの量によっては、ビタミンD／K／カルシウム／マグネシウムの複合。
カルシウム：検査の結果、体内カルシウムの量が常に低い場合。
L-チロシン

グルタチオン：CBS＋の場合は限定的。
コリン、またはレシチン、またはヒューパジン：患者によって異なる。

(8) 神経の成長のためにプロゲステロンをサポートするサプリメント
GABA
舌下式GABA／グリシン
ゼン：Zen。

(9) 酸素化をサポートする
——新しい神経の成長のためのエネルギーをサポートする—
オキシドレン
ATP
L-カルニチン／アセチルカルニチン
ヴィンポセチン
NADH：ニコチンアミドアデニンジヌクレオチド。
細胞の食べ物：Cell Food。
マグネティコ磁気マットレス：北のみ、20ガウス。
ボディー・フィールドOMTマグノプロ
　マイナスイオン風：THE SHARPER IMAGE社。
ペンタ水
高圧酸素
ナリワ水：日本の岡山県のミネラル水。
オーツープラス：O2＋。

(10) 気分をサポートするサプリメント
Mood-S RNA：気分SフォーミュラRNA。
Mood-D RNA：気分DフォーミュラRNA。
Mood Focus RNA：気分集中フォーミュラRNA。
ドーパ400

(11) 言語をサポートする
DMG
フェヌグリーク：1日1回から始めて1日3回まで増やす。
ゴツ・コラ：Gotu kola。

バコパ：Bacopa。
ピラセタム：Piracetam。
ビタミンB12：シアノコバラミン／メチルコバラミン／ヒドロキシコバラミン。
サラシナショウマ：Black Cohosh。
ドンクアイ：Dong quai。
インドール―3カルビノール：身体が生臭くなったら使用を中止する。
Neuro support RNA：神経をサポートするRNA。

⑿ 左脳と右脳のコミュニケーションをサポートする

ゴツ・コラ：Gotu kola。
バコパ：Bacopa。
ヌートロピックス：Nootropics：ピラセタム、アニラセタム。
フェヌグリーク
クレアチン

⒀ ウイルスがまだ問題の場合に抑制状態に保つためのサプリメント

トランスファー・ファクター
モデュケア
グルタチオン
金属解毒のためのメタルⅠ、Ⅱ、Ⅲ、Ⅳ RNA製剤

註：サプリメントが複数のカテゴリーでリストアップされている場合は、1日に1つの単回投与量のみ取る様にして下さい。一種類のサプリメントは複数の用途があるので、各々該当するカテゴリーで掲載されています。

気分と行動の変化

メチル化の経路は神経伝達物質の経路と結びついています。その結果、この段階を経る時、気分と行動の変化も見られます。最初に、親たちは、"もう自閉症の状態では無く、ADD（注意欠陥障害）の症状の様です"とコメントするでしょう。これは意味がある事で、メチル化によってある程度制御されるドーパミンがADD（注意欠陥障害）に関与するからです。

　一つか複数の気分をサポートするRNA（セロトニン、ドーパミンまたはフォーカス

を上げるためのサポート）が特定の子供（遺伝子によっては）によっては、この段階で、非常に有効です。この事を確かめるために、いくつかの中から一つの製剤をスポイドの1/3量取ることから初めて数日間続けた後で、その製剤を続けるかどうか結論を出し、次に他の製剤に切り替えるか、あるいは2番目の製剤を最初の製剤に追加して一緒に使用して効果を試すという様にして、適切な製剤を探すとよいでしょう。また、場合によっては、天然のドーパミンを含む少量のサプリメントで良い結果が出る事もあります。

前にも申し上げたのですが、ドーパミン濃度とノルエピネフリン濃度とのバランスが崩れると、一般的に見られる過剰な活動や注意力の問題を引き起こす原因となります。メチル化サイクルを縦に横切る"BHMT経路の近道"とメチル化経路の"遠い回り道"とのバランスを取ることで過剰な活動を改善する事が出来ます。"遠い回り道"へのシフトするためのサポートと共に、Attention Support RNA（注意力へのサポートRNA）を使うと（特にBHMT 8＋を持っている人に）、注意力の問題を効果的に改善する事が出来るようです。

この時点で、尿中必須ミネラル検査で見られるカルシウム濃度によっては、神経伝達物質を助けるカルシウムのサプリメントを摂取して見たいと思うかもしれません。然し、過度のカルシウム摂取は問題を引き起こす事を思い出して下さい。一つの解決策は、カルシウム／マグネシウム／ビタミンD／ビタミンKの複合体のサプリメントを摂取して、カルシウム／マグネシウム／ビタミンD／ビタミンK各々の単体サプリメントに代用する事です。再度申し上げますが、子供によっても、体内のカルシウム濃度によっても異なります。

ミエリン化をサポートするいくつかのサプリメントを高用量で摂取すると、幾分かはミエリン化のプロセスを加速する事にはなります。両親の中には、1日に4つのSAMeと2つのビタミンB複合体を毎日摂取します。更に、クルクミン2つと他のメチル基を倍にして一緒に摂取します。これによってプロセスを加速させるかもしれませんが、感情の起伏の問題とか視覚の問題などの副作用に注意して下さい。もしその様な事が生じたら、摂取を止めて下さい。葉酸5メチル、イントリンジックB12／葉酸のレベルを上げない様にして下さい。ほぼすべての子供に起こるMTHFr（メチレンテトラヒドロ葉酸還元酵素）変異によって、問題が生じます。MTHFr経路をサプリメントで一杯にしないで、このMTHFr経路を使用する可能性は残しておいて下さい。

ビタミンB12はその使用量について特に述べる必要があります。前にも申し上げましたが、ジェームズ・ニューブランダー博士によると、今までのところビタミンB12に毒性は見られません。親にとっては、用量が多ければ多いほど良い様に見えます。あるケースでは、B12の高用量（50ミリグラムかそれ以上）では失行症の子供の話し方に良い影響があります。然し、B12の高用量によって悪い影響を受けるお子さんもいるのです。再度申し上げますが、このプログラムや他の療法を行うには、ゆっくりと、注意して、医師と相談しながら使用して下さい。

　ニュートリジェノミックスの分析結果を知る事は、B12のサポートとしては、例えばヒドロキシB12とメチルB12とどちらが適切な方法かを決める上で有益です。ニュートリジェノミックスは体のバランスを得るために必要なB12の分量を判断する上で役に立ちます。B12の使用について、COMT＋／＋を持つお子さんの場合は例外の一つで、メチル化の高用量には耐容できません。このようなお子さんにB12の様なメチル化剤を使用する場合には、注意してゆっくりと進めて下さい。

追加的療法

　プログラムのこの段階で、神経の成長と成熟を助ける他の療法、例えば磁気療法、を一緒に行う事を考えるのは意味があると思います。今のところ金属の排泄には効果が見られませんが、微妙な認知機能には顕著な効果が見られました。ディーン・ボンリー博士の著作によりますと、電磁療法は広範囲にわたる神経系疾患、損傷を受けた神経の再生と修復、および身体の幹細胞の増強に安全で効果がある事を確認しています。磁気エネルギーはまた、血液の酸素輸送能力を高め、栄養の吸収を改善し、細胞の酸素供給を高めます。ナリワ磁気水とペンタ過酸化水素水の使用は、神経の成長と再ミエリン化を強化する全てのプログラムにとって有用な補助となります。

　2004年3月発行のJournal of Neuroscience（ジャーナル・オブ・ニューロサイエンス）には、神経の成長と生存を促進し、神経細胞間のコミュニケーションを制御するBDNF（脳由来神経栄養因子）の値に及ぼす環境からの影響についての論文が記載されています。豊かな環境（視覚や聴覚および他の刺激を使った有用なコミュニケーションが存在します）がこのBDNF（脳由来神経栄養因子）の値の上昇を促進させて

きました。発語・言語が専門の病理学者であるチェリ・フロレンス博士は、自分の息子の場合の驚くべき成功例を述べています。同博士は、例えば、言葉の発達を促すために視覚に訴えて考える力を高めるという様に、豊かな環境を作る戦略を用いています。

デイビッド・スティーンブロック博士、バーバラ・ブリューイット博士、ルイス・アギラー博士は、脳卒中と自閉症の治療に脳の特定の成長因子を直接使用する事を試みた先駆者です。インスリン様成長因子（IGF）は、神経発生に効果がある上に、メチル化の経路で酵素に刺激を与える事が認められました。線維芽細胞成長因子（FgF）が神経の成長に効果があるだけでは無い事が判りました。線維芽細胞成長因子（FgF）はドーパミン値を上昇させると同時に発作活動を抑制する事が報告されています。

エドワード・トラウブ博士はCI運動療法（脳卒中後片麻痺上肢の集中訓練）を開発しました。この療法は脳卒中の後で回復期を短縮する事が証明されています。療法の基礎は、脳が"学んでも使用しない"という状態を克服するのに有効です。これらの療法のいくつかは、生化学上のバランスの問題を解決した後の自閉症の子供に対して、回復を早めるために将来用いられるかも知れません。

音楽療法は子供の話す能力を高める効果があると報告されています。幾つかの科学雑誌が音楽は認知処理や情動的処理や記憶に関係する脳の部分に影響を与えると報告しています。2003年7月発行のネイチュアー・ニューロサイエンス（Nature Neuroscience）全体が音楽と神経科学の特集になっていますし、2004年3月発行のニューヨーク・アカデミー・サイエンス（New York Academy of Sciences）誌も同様です。ロンドン大学の最近の研究は、多くの自閉症の子供が音程の記憶と識別に優れた能力を示す事を示唆しています。音楽療法は、このプログラムの中で言語スキルの上達に利用できるものとして研究していく価値があるもしれません。

結論

このプログラムを理解して実施する事は、一夜で出来る事ではない事は明らかです。時間のかかる作業です。科学的知識の習得に励み最初の一歩を踏み出す時には、ウエブサイトのチャットルームのサポートコミューニティーにはベテランメンバー

第8章　結論

がいて、支援や助けがあり、あなたを導いてくれるのだという事を忘れないで下さい。メンバー達の助力によって学習がよりスムーズになることでしょう。

　このプログラムはあなたに取ってサプリメントの長いリスト以上のものです。これは時間を掛けてお読みいただくものです。そして、その良いところを会得して頂くために、再度読んで、理解し、受け入れて頂くものです。知識が自信となります。本書の内容にある情報は、健康回復への手段として私がお勧めするものをあなたがお使い頂く時に役立つものです。

　然しお間違えない様に。このプログラムは、あなた自身、またはあなたのお子さんの健康問題の責任をご自身でお取りになるものです。私はその手段をお勧めし、そこへお連れするのをお手伝いしますが、あなたご自身でお仕事をして頂くのです。本書以外に、他の著作もDVDもあります。もしお時間があるならば、会議に出席され研究され古い著作もお読みください。

読んで、学んで、生活に取り入れて

　私の目標はあなたに自信を持って頂く事です。私は、自閉症の子供達や回復に向かっている方々の世話をされている多くの親御さん、大人の方、医師の方々とご一緒に仕事が出来て幸せだと思います。このプログラムのベテランでも、または、新入りの方であっても、あなた方は皆治療者ですから、私は皆さんを称賛し、また子ども達を治癒させることが私の目標だという思いを皆さんと分かち合いたいと思います。

　本書があなたに明確な道筋をお教え出来ることを願っていますし、またさらに重要なのは、回復への可能性について皆さんに希望を与えることだと思います。この本をお読みいただくのは回復への道筋を知る一つの方法に過ぎません。

　回復への道程に関するこれらの共通の話題や考えをゆっくり時間をかけてお読みください。そして、あなたとあなたのご家族の健康にお役に立つものであります事を願っております。

　ご回復を心から愛をこめて祈っております。

ドクター・エィミー

細菌治療のための
フローチャート

● 特定の細菌への対処
- DDI社のCSA便査、Metagenies社のDNA便検査を行う。
- 問題の細菌を同定し、ルーブ、サプリメント、RNA、抗生物質などで治療。医師のもとで複合的治療を行う。

● 腸管の状態に対処する
- phに対応（RNA stomach ph、定量のCCKサプリメント）
- ビタミンB12
- RNA　Bowelで腸内炎症を抑制
- 善玉菌、腸内用ルーブを使用

● ニュートリジェノミックス治療
- SHMT　サポート用サプリメントの導入
- ACAT　サポート用サプリメントの導入（BHMT1、2、4）
- MTHFn A1298C　サポート用サプリメントの導入

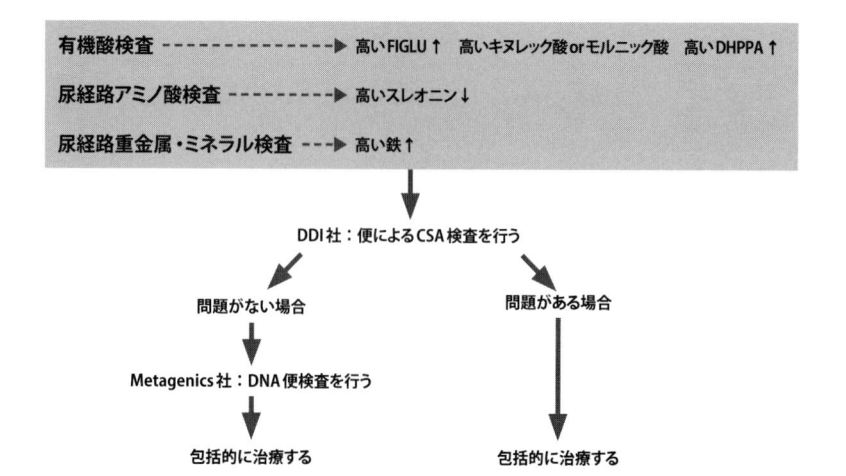

有機酸検査　--------▶	高いFIGLU↑　高いキヌレック酸orモルニック酸　高いDHPPA↑
尿経路アミノ酸検査　--------▶	高いスレオニン↓
尿経路重金属・ミネラル検査　---▶	高い鉄↑

↓

DDI社：便によるCSA検査を行う

↙　　　　　　　↘

問題がない場合　　　問題がある場合

↓　　　　　　　　↓

Metagenics社：DNA便検査を行う

↓　　　　　　　　↓

包括的に治療する　　包括的に治療する

付録

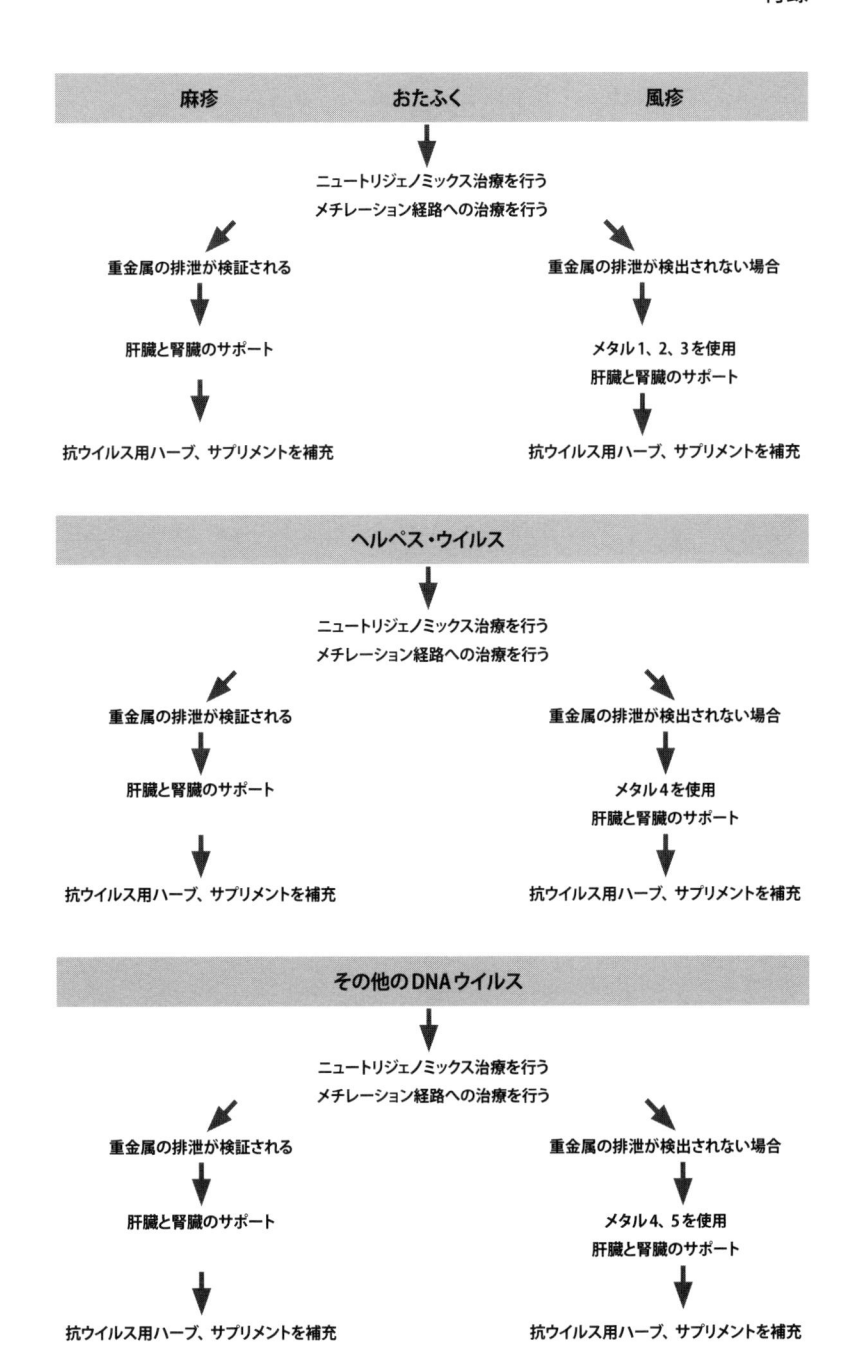

麻疹	おたふく	風疹

↓
ニュートリジェノミックス治療を行う
メチレーション経路への治療を行う

↙ ↘

重金属の排泄が検証される　　　　　　　　重金属の排泄が検出されない場合

↓　　　　　　　　　　　　　　　　　　　↓

肝臓と腎臓のサポート　　　　　　　　　　メタル1、2、3を使用
　　　　　　　　　　　　　　　　　　　　肝臓と腎臓のサポート

↓　　　　　　　　　　　　　　　　　　　↓

抗ウイルス用ハーブ、サプリメントを補充　　抗ウイルス用ハーブ、サプリメントを補充

ヘルペス・ウイルス

↓
ニュートリジェノミックス治療を行う
メチレーション経路への治療を行う

↙ ↘

重金属の排泄が検証される　　　　　　　　重金属の排泄が検出されない場合

↓　　　　　　　　　　　　　　　　　　　↓

肝臓と腎臓のサポート　　　　　　　　　　メタル4を使用
　　　　　　　　　　　　　　　　　　　　肝臓と腎臓のサポート

↓　　　　　　　　　　　　　　　　　　　↓

抗ウイルス用ハーブ、サプリメントを補充　　抗ウイルス用ハーブ、サプリメントを補充

その他のDNAウイルス

↓
ニュートリジェノミックス治療を行う
メチレーション経路への治療を行う

↙ ↘

重金属の排泄が検証される　　　　　　　　重金属の排泄が検出されない場合

↓　　　　　　　　　　　　　　　　　　　↓

肝臓と腎臓のサポート　　　　　　　　　　メタル4、5を使用
　　　　　　　　　　　　　　　　　　　　肝臓と腎臓のサポート

↓　　　　　　　　　　　　　　　　　　　↓

抗ウイルス用ハーブ、サプリメントを補充　　抗ウイルス用ハーブ、サプリメントを補充

あとがき

　ヤスコ先生の素晴らしい研究成果のつまった新しい本が、やっと日本語で読めることになり、とても嬉しく思っています。
　この本は私にとって特別な本です。というのは、自閉症のような「原因不明」と言われている病態の本当の原因を、固定観念にとらわれず、鋭い知性を持って、あくなき探究心で追い続ける、ヤスコ先生という一人の研究者であり臨床家の「魂」がこもった本だと思うからです。
　自閉症の謎を解くことは多くの「原因不明」とされる難病の謎を解くことにつながります。すべては結びついているのです。しかしそこには多くの困難が伴います。
　物理的な治療の方法論はもちろんですが、真実を追い求め、患者を治そうとする医療者の不屈の信念こそが、多くの人を癒すと私は信じます。ヤスコ先生の足元にも及びませんが、私も真実を追い求める者の一人として、この本を皆様にお勧めします。

矢崎智子

アタナハクリニック院長、日本産科婦人科学会専門医、
世界アンチエイジング学会認定医、NPO法人高濃度ビタミンC点滴療法学会理事

アタナハクリニック

〒150-0021　東京都渋谷区恵比寿西1-33-14　代官山齋金ビル3階
TEL：03-6314-3507　FAX：03-6320-4554
http://atanaha-clinic.jp/

あとがき

　「Autism: Pathways to Recovery」日本語版発刊にあたり心よりお喜び申し上げます。
　前作のエィミー・ヤスコ先生の「デトックスで治す自閉症」を初めて読んだ時の驚きと興奮を今でも思い出します。
　歯科医療のかたわら発達障害児の栄養指導を五里霧中で行ってきた私にとってまさに複雑なジグソーパズルのピースが一つ一つ埋まっていく胸の空くような素晴らしい作品でした。
　今作の内容はさらに前著を上回る重厚かつ緻密で詳細な自閉症の発症・病態・治療を解説し、全ての自閉症児にとって素晴らしい恩恵をもたらすものとなっています。私が歯科医師でありながら発達障害児に携わるようになったのも歯科医療に従事する女性歯科医師・スタッフに歯科アマルガム（50％水銀）からの職業的な水銀暴露の影響と思われる発達障害児の発症が一般と比較しても突出して多いように感じ何か手助けが出来ればと思い立ったからです。
　現在の日本では自閉症児の治療が医療として全く確立しておらず何も情報がないまま両親たちが手探りで努力している状況です。英語圏の国々では様々な有益な情報が得られるものが言語的な障壁によって日本の両親たちには届かないのが残念でしたが、本書の発刊によって、一人でも多くの日本の両親・自閉症児が正しい情報によって救済されることを切望いたします。

木村一相
笹塚歯科院長、NPO法人高濃度ビタミンC点滴療法学会副理事長、歯学博士

笹塚歯科

〒151-0073　東京都渋谷区笹塚3-9-3　ケイオービル1F
TEL：03-3376-1888　FAX：03-3376-1888
http://www.sdcweb.jp/

後記：日本語版発刊に際して

　数年間の休職後、最近、学校に復帰された先生から聞いた話です。学校に戻ったところ、自閉症ではなくとも、スペクトラムに含まれるお子さんが増えている事に驚いたと。恐ろしい証言です。

　その背景には、進行する環境・食品の汚染、栄養素がなくカロリーばかりの食生活、糖の過剰とたんぱく質・脂肪の過少など、多くの生活環境の劣化が考えられます。

　わたしたちは自閉症という症状を理解するため、ヤスコ先生のもと、数千名に及ぶ自閉症児の遺伝子の検査を実施し、その結果非常に明確な遺伝子の変異が特定の部位にある事が分かりました。

　本書ではそれらの遺伝子から、特に重金属など身体の解毒機能の脆弱性、腸管免疫機能の低下、これによる重篤なウイルス感染及び腸内細菌の乱れ、興奮毒素と神経伝達物質のアンバランス等々が生じている事が列記されています。

　私達が摂取する栄養素は、遺伝子に話しかけるメッセンジャーです。これを用いて治療する医療をニュートリジェノミックスと呼びます。本書は医療従事者、ご家族、ご両親のために、自閉症発症に関連する要因、遺伝子問題を解決するための具体的方法が詳細に紹介されています。

　本書の内容は濃く、ご自分で治療を開始されることも出来ますが、治療の方法を紹介する家族向けのセミナーも開催されています。是非、ウェブサイト

　http://www.jiheisho.org/、http://www.holisticheal.jp/

にてフォローしてみて下さい。

　日本では、今日まで、阿部博幸先生、水上治先生のクリニックにて積極的に治療がなされました。これからは更に多くの若い先生方が治療を始められ、希望の光となることが期待されます。

　原書英語版から日本語への翻訳の過程で、日本語版には不要との判断から翻訳を省いた部分があること、またアメリカと日本の食生活の違いにより、必ずしも全てが原書通りの訳ではない部分がある事をお断りさせて頂きたいと思います。

　最後にガイアブックスの吉田編集長には、本書の出版に関し大変ご尽力頂き、お世話になったお礼をここで述べさせて頂きたく思います。

北原健

日本オーソモレキュラー医学会講師

著者：エイミー・ヤスコ (Amy Yasko)

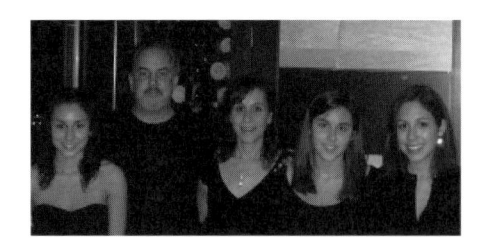

Ph.D.、CTN、NHD、AMD、HHP、FAAIM

　コルゲート大学で化学と美術の学位を修得。アルバニー医科大学で微生物学、免疫学、およびウィルス学の博士号を修得。卒業後は特別研究員として、ストロング記念病院の小児免疫科とガン病棟、およびイェール大学付属医療センターの血液科に勤務。またコダックIBIの研究委員長であり、バイオティックスDNAやオリゴスEtcなどの複数のバイオテクノロジー会社の創立者でもある。自然療法医の学位を修得後、総合医学の特別研究員を務め、バイオテクノロジーから自然療法まで活動範囲を広げる。自閉症などの複数の要素が関連する疾患には、分子経路および生物化学的アプローチと、ハーブとサプリメントの使用で対応する。

　ニューヨーク科学アカデミー主催の会議で講演を務め、Who's Who（人名録）女性版に名前が掲載されている。自閉症に関連するRNAの研究ではCASD賞を受賞。バイオテクノロジー研究に関する著書を多数執筆し、多くの記事を寄稿している。現在は著書やDVDの制作および討論会への参加をとおして、自閉症に対する独自の治療法の普及をめざしている。夫のエド、3人の娘、ペットのニューファンドランド犬とともにアメリカ・メーン州郊外に在住。

監訳者：北原　健（きたはら　つよし）

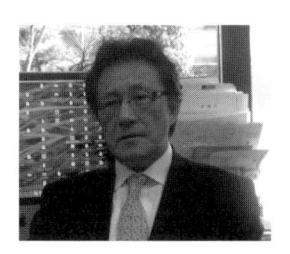

株式会社　デトックス代表、日本オーソモレキュラー医学会講師

昭和46年	慶應義塾大学法学部卒業
平成11年	米国がん専門病院 American Biologics 就業。Capitol University of Integrative Medicine, Washington D.C.のIntegrated Health Science項目受講
平成14年	日本オーソモレキュラー医学会 設立
平成22年	NutriGenomics（遺伝子栄養療法）研究会会長
平成24年	Global Autism Collaboration（国際自閉症協力機構）日本代表兼米国本部諮問委員会委員
平成24年	Circulating Tumor Cell（末梢血循環腫瘍細胞）研究部会事務局

ガイアブックスは
地球の自然環境を守ると同時に
心と体内の自然を保つべく
"ナチュラルライフ"を提唱していきます。

著者：
エイミー・ヤスコ（Amy Yasko）
略歴はP.216を参照。

監訳者：
北原 健（きたはら つよし）
略歴はP.217を参照。

Autism: Pathways to Recovery
自閉症　回復への道しるべ

発行：2013年8月25日
発行者：平野　陽三
発行所：**株式会社ガイアブックス**

〒169-0074　東京都新宿区北新宿3-14-8
TEL.　03(3366)1411
FAX.　03(3366)3503
http://www.gaiajapan.co.jp
印刷所：シナノ書籍印刷株式会社
Copyright GAIABOOKS INC. JAPAN2013
ISBN978-4-88282-890-7 C3047

落丁本・乱丁本はお取り替えいたします。
本書を許可無く複製することは、かたくお断りします。